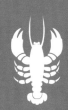

餐桌上的77個料理常識

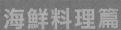

（下）

————— 海鮮料理篇 —————

詳解海鮮種類、特徵、挑選和處理方式，
學會鹽漬、煙燻和各國料理法

《la main》雜誌編輯部——著

黃薇之——譯

目錄　CONTENTS

本書食譜單位說明

t（小匙）、T（大匙）、g（克）、kg（公斤）、ml（毫升）、L（公升）、mm（公釐）、cm（公分）

PART 1

基礎
常識

不同季節的時令水產
>>> 水產月曆

三面環海的韓國，整年中都有豐富的水產。棲息在西海（即黃海）、東海、南海地區的魚種各有不同，不同季節的漁獲種類也有差異。不只海裡，在陸地的河流中，不同季節也有各種可口的淡水魚，不斷誘惑著我們的味蕾。

3月	4月	5月	6月	7月	8月
春至夏					
黃花魚					
海瓜子					
羊栖菜		牛角蛤			
海螺					
短爪章魚					
鰻魚		斑鰶、蜆			
鯛魚、海帶					
		海鞘、鯧魚			淡水鰻
	柄海鞘				
斑鰩、鰩魚		秋刀魚			
		鯽魚			鮑魚
明太魚		長吻似鮈		白帶魚	
		鰻魚、川蜷			
烏魚				竹筴魚	
紫菜				鮸魚、鮪魚、海膽	
		鱸魚、鰈魚			
		北方黑鮪、母蟹		魷魚	
				鯰魚	
				泥鰍	
					河蟹
章魚					
鯉魚					

海水魚　淡水魚

吹起冷風的冬季，盛產富含美味油脂、口感黏牙的鰤魚；暖春則有滿滿蟹卵的母蟹；高溫肆虐的盛夏有 Q 彈的魷魚；食慾之秋除了有肥美彈牙的蝦子，還有許多美味水產，開啟慶典的序幕。無論用什麼方式料理都好，當季水產本身就是一道美味佳餚。以下介紹能一目瞭然的水產月曆。

9月	10月	11月	12月	1月	2月
		秋至冬			
比目魚、大蝦					
鮭魚					
蟹、蝦				叉牙魚	河豚
窩斑鰶	淡菜				
鯖魚、公蟹、昆布			鮟鱇魚		
		土魠魚			
			鯛魚、泥蚶		
淡水鰻			明太魚		
長腕小章魚		扇貝			
			鰤魚、牡蠣		
鮑魚		鱈魚		大麻哈魚	
白帶魚			明太魚		
	秋刀魚、海參、玉筋魚		大紅蟹、海藻		
	香魚、烏魚				烏魚
				紫菜	
魷魚					
	泥鰍				
河蟹					
			章魚		
		鯉魚			

海水魚　淡水魚

不同海域的代表海鮮

韓國
韓國是三面環海的半島，包圍著國土的三面海洋，各有不同的特色，所生產的海鮮也有差異。以下整理了東海、西海、南海，再加上帶有獨特個性的獨島（日本稱為竹島）海域，以及濟州島海域的代表海鮮。

獨島
獨島的海洋環境不同於南海和濟州島，而是與北半球的亞熱帶地區或地中海較類似，由特有的獨立生態系統所構成。和東海一樣，為寒流與暖流交匯的潮境水域，有豐富的浮游生物，因此洄游性魚種豐富。

魷魚、鮭魚、鱈魚、牡丹蝦、花蝦、日本龍蝦

東海
寒流與暖流交匯形成的潮境水域漁場，因此溫帶魚和寒帶魚能同時並存。隨著季節不同，潮境水域的位置略有改變；夏天時東韓暖流北上，會位在北韓近海，而冬天里曼寒流南下，則位於浦項沿岸。由於海鮮會隨著洋流移動，不同季節的魚類也就有所不同。

蝶魚、魷魚、秋刀魚、明太魚、土魟魚、鰤魚、河豚、雪蟹、章魚

西海
透過中國與韓國大大小小的洋流，帶來大量的沉積物，平均水深只有四十四公尺淺，但超過十公尺的潮差，形成了獨特的沿岸環境。以潮灘地形為主，能見到各種魚貝類。

鯧魚、鱸魚、石斑魚、繁星糯鰻（星康吉鰻）、鮸魚、花蟹、鰻魚、蝦、扁口魚、海瓜子、白蛤、大蛤、牡蠣

南海
從釜山前海到珍島前海之間，有大大小小的島嶼、海灣及沉降海岸。南海水深約為一百公尺，退潮的水位不會下降太多，岩岸地形發達，有大量海藻與海草棲息。以面積比例來計算，是世界上最多樣海洋生物居住的海域。

石鯛、堅鱗鱸、七帶石斑魚、木葉鰈、竹筴魚、無備平鮋、五至六月的烏魚、鱈魚、鮑魚、紫菜、斑鰶

濟州島
韓國最大的島嶼，受到從南方來的暖流直接影響，水溫較高，為韓國唯一的亞熱帶海域，有多樣且豐富的魚類棲息於此。四周還有各個小島，如牛島、飛揚島、文島等，不同區域的環境也各不相同。

鎖管、軟絲仔、斑鰭光鰓雀鯛、黃條鰤、東海鱸

全世界
隨著貿易發達，現在能享用到許多當地沒有的海鮮，也有不少情況是，雖然國內有生產，但產量不及消費量，就會從國外進口。以下介紹幾種常見海鮮的原產地。

挪威
沙丁魚·鯖魚

俄羅斯
帝王蟹

格陵蘭
蝦

阿拉斯加
鮭魚

荷蘭
鱈魚

日本
鮪魚·海膽

加拿大
龍蝦

西班牙
鱈魚

中國
毛蟹

夏威夷
鮪魚

墨西哥
海參

智利
斑鰩

南非
白帶魚

馬來西亞
蝦·短爪章魚

阿根廷
鱸魚

出處：韓國海洋水產部水產訊息網站

魚的基礎解剖學

●

圓身魚 Round Fish

代表魚類：鮭魚、石斑魚、鯛魚、鰤魚、土魠魚

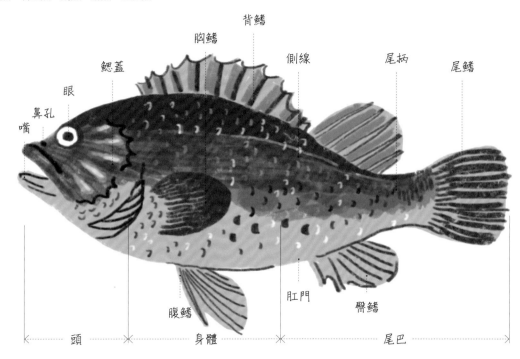

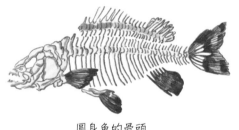

圓身魚的骨頭

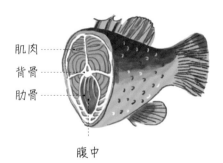

腹中

●

扁身魚 Flat Fish

代表魚類：木葉鰈、比目魚、鰈魚、牛舌魚

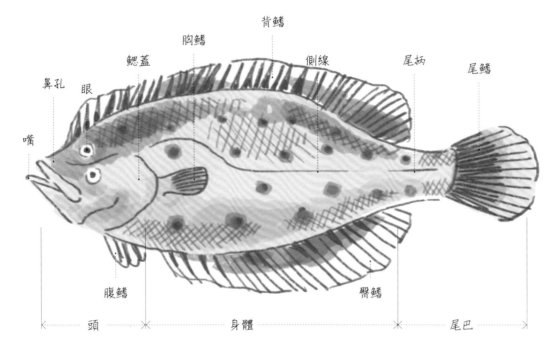

背鰭
胸鰭
鰓蓋
側線
尾柄
尾鰭
鼻孔
眼
嘴
腹鰭
臀鰭
頭
身體
尾巴

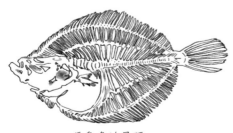

扁身魚的骨頭

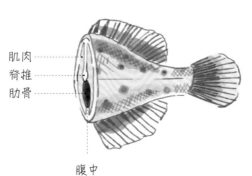

肌肉
脊椎
肋骨

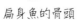

腹中

自然產 vs. 養殖

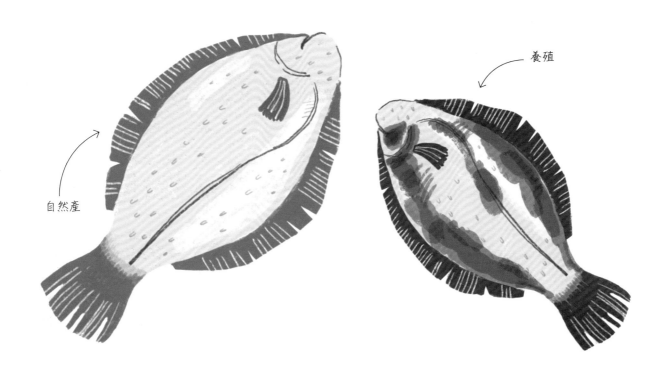

養殖

自然產

比目魚

比目魚是無法確實區分養殖或自然產的海鮮之一，通常從其背面可判斷，如果沒有任何雜痕且呈乾淨的白色，就是自然產；有黑綠色的花紋就是養殖。外觀的差異並非因為品種不同，即使是同品種的比目魚，唯獨養殖的魚會有斑點出現的黑化現象。從養殖約三個月起，就會發生黑化現象，這是因為狹窄的飼養環境等壓力所造成。

在二○○九年，無黑化養殖比目魚普及後，就出現難以區分的情況。不過，無黑化的比目魚，並非完全和自然產相同，其背面整體雖然是白色，但腹部和胸鰭附近還是留有部分斑點。掀開頭部附近的小腹鰭，大多會有黑色的痕跡。此外，仔細觀察上、下魚鰭，會有像是沾上汙泥的斑點。只要注意觀察以上幾點，就能區分比目魚從何而來；市面上販賣的比目魚，幾乎都是養殖魚。

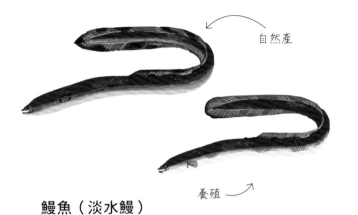

自然產

養殖

鰻魚（淡水鰻）

鰻魚也是有點難區分養殖或自然產的海鮮，不過只要仔細觀察其腹部便可知曉，有一說是，腹部帶有白色的鰻魚為養殖魚，帶有淡淡的金黃色則為自然產，但這是錯誤的常識。自然產的鰻魚隨著環境不同，顏色也會不一樣，在河口或大海生長的鰻魚，會帶有金黃色；而在水池或江中生長的鰻魚，則帶有茄子色。不過就算顏色類似，整體的透明度還是有所差異，與養殖魚相比，自然產的鰻魚整體較透明且具明亮光澤。

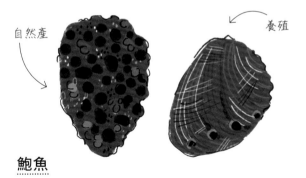

自然產

養殖

鮑魚

鮑魚相當容易區分出養殖或自然產。自然產的鮑魚外殼較粗，帶有海藻類的顏色，而外殼上有異物附著，不具潔淨的外觀，是在海中承受風浪的痕跡。養殖鮑魚外殼則較乾淨，且整體為淡綠色。

韓國養殖業發達的原因？

◯ 韓國最早養殖的物種為紫菜，在一六四〇年就有養殖紀錄，比起魚類，昆布、海帶等多樣的海藻類更早被養殖。最早嘗試養殖魚類是在一九六〇年代之後，那時開始養殖鰤魚、扁口魚、鱸魚、石斑魚（許氏平鮋）等魚類。韓國的海域冬、夏水溫差異超過二十一度，並非適合養殖魚類的條件，因此大部分會固定在沿岸，或養殖較能適應水溫變化的魚種。

區分自然產和養殖水產的方法？

◯ 根據韓國國立水產科學院的相關人士表示：「除了比目魚、鰻魚等部分水產，要區分養殖和自然產並不容易。」從外表上來看，幾乎沒有差異，單從顏色或外觀根本無法分辨。如果不是前述的幾種情況，相當難找出形態上的差異。

自然產的海鮮比較好嗎？

◯ 雖然我們常認為自然產的海鮮，味道和營養都較為優秀，但也有不少例外。最具代表性的就是牡蠣，自然產的牡蠣是只在滿潮時才會潛入水中的投石式牡蠣；而養殖的牡蠣則是整天都泡在海水中的水下式牡蠣。由於牡蠣不需另外餵食，而是吃浮游生物自行生長，因此泡在水中的水下式牡蠣，會長得比較大。牡蠣愈大，香氣和味道也更濃郁；小顆的自然產牡蠣特別受歡迎的原因，就是以為自然產較好的錯誤認知所造成。

養殖通常是在狹窄的環境，以及運動量少的狀態下，水產會吸收好的養分，因此脂肪含量高且柔軟。雖然大海中有各種食物來源，但要充分攝取並不容易，因此自然產海鮮具有肉質較硬且油脂少的特性。此外，由於自然產海鮮並非在狹窄的環境中成長，被捕獲、接受到強烈的刺激後，也會影響肉質。自然產和養殖海鮮在味道與口感上的差異，會因為生長環境而有所不同，所以有些養殖海鮮會比粗糙的自然產海鮮更出色。

挑選新鮮海鮮的方法

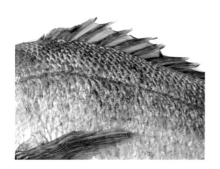

帶有光澤的外皮

魚類的表皮上有黏液腺，藉由分泌黏液，具有讓身體表面滑溜、減少在水中的摩擦，並預防寄生蟲等重要功能。魚類死亡後，黏液的分泌就會減少，因此表面愈有光澤且滑溜，就代表愈新鮮。

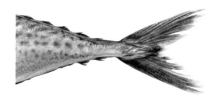

鮮明的顏色和花紋

形成魚類顏色的色素細胞位於黏液腺底下，當魚死亡後，血液無法流到身體各部位，色素細胞的機能停止運作後，顏色就會褪去。因此，魚的外皮顏色或花紋的鮮明度，就是新鮮度的代表性指標。

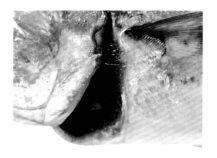

鮮紅色的鰓

鰓是魚類掌管呼吸的器官，血液在此不停地循環和淨化。鰓裡面有無數的微血管，將體內的二氧化碳或排泄物排出，並吸入水中新鮮的氧氣，不停地進行血液循環，才能維持鮮明的鮮紅色。但是魚類死亡後，血液循環停止，留在鰓中的血液，會隨著時間過去而變成深褐色。此外，鰓是暴露在最外面的內部器官，對於細菌、物理性和化學性的傷害抗力較弱，是很好辨別新鮮度的部位。

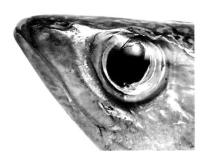

清澈的眼睛

魚的眼睛變得不透明時，稱作眼球白濁化現象。這種現象會發生在魚死亡後，或是長時間關在水槽中，也很容易產生。魚類的排泄物中有許多的氨，水槽中的氨會變成亞硝酸，而亞硝酸中毒代表性症狀就是眼球白濁化現象。挑選魚類時，要選擇眼睛沒有血絲、溼潤且清澈的較佳。

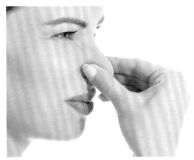

鹹鹹的海水味

新鮮的海水魚能聞到海水鹹且帶有清涼感的味道，這就是氧化三甲胺（TMAO）的氣味。隨著魚類的新鮮度降低，氧化三甲胺會因為體內的細菌還原成三甲胺（TMA），開始產生腥臭味，形成惡臭關鍵因素的氨，以及引起過敏或蕁麻疹等症狀的組織胺也會同時產生。此外，淡水魚散發的腥味成分，則是由哌啶和乙醛結合而成。

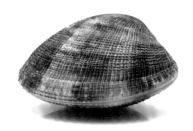

新鮮的貝類

選購貝類時，要挑選開口緊閉的為佳。連接蛤蜊兩片外殼的肌肉是閉殼肌，能避免被外部的捕食者捕捉，將開口闔上是貝類的一種保護方式。一旦貝類的新鮮度降低，閉殼肌收縮的力量就會減弱，而使得開口張開。蛤蜊的花紋也是健康生長的證據，因此海瓜子、泥蚶等有花紋的蛤蜊類，花紋愈鮮明就代表愈新鮮。如果選購殼已去除的貝類，則要挑肉質本身有彈性者。

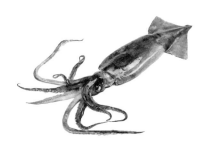

花紋和顏色鮮明的魷魚、章魚

魷魚、章魚等軟體動物，由於外皮的色素細胞非常發達，具有改變身體顏色的作用。在褐色、黃色、紅色的色素細胞周邊，密集地附著了肌肉，透過肌肉的鬆弛和收縮，能改變身體的顏色和花紋。新鮮的軟體動物能同時出現三種色素，因此會帶有深色的巧克力色澤；一旦死亡之後，無法供給血液和氧氣至細胞中，色素細胞的活性慢慢變小，就會呈現白色或灰色。因此，有鮮明的斑點和深褐色花紋，就代表比較新鮮。

海藻的種類與特徵

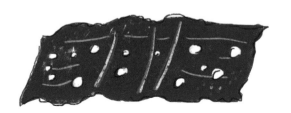

昆布

有著寬大藻體、厚且長的一種褐藻類，新鮮的海藻表面有黏液，呈現溼潤且滑溜的狀態。可以鹽漬後食用，但主要為乾燥後使用，昆布含有大量能釋放鮮味的麩胺酸鈉，會被用來當成調味料。

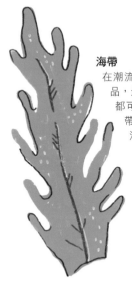

海帶

在潮流強勁處生長的海帶被視為上品，最近大部分為養殖，因此全年都可採收，其中以早春採收的海帶品質最好。以深色且帶有光澤的厚海帶為佳，乾的海帶泡開後，會膨脹十至十五倍，購買時要考慮到這點，來斟酌分量。有堅韌的莖的海帶頭部位，被稱作海帶根，常用來做成炸物或醃菜。

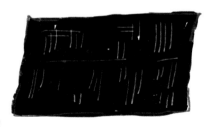

紫菜

像苔蘚一樣，附著在暗礁上生長的紅藻類。分布於濟州島、南海岸沿岸等地，十月左右開始出現，從冬季到春季大量繁殖，之後漸漸減少，到了夏季就不見蹤影。韓國、中國、日本等地皆有，包括甘紫菜、石苔、裙帶菜、紫菜等，全世界約有五百多種。

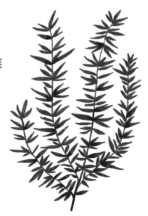

羊栖菜

呈現黃褐色、圓鼓鼓的藻體，同時有著葉子且分枝廣開的褐藻類。生吃時，具有爽脆口感，能提升食慾；將乾的羊栖菜泡開後，更能品嘗到它本身帶有的濃郁海洋香氣。含有豐富的鈣、碘、鐵，對成長期的孩童非常有益。

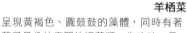

龍鬚菜（海菜）

由於外形細又長，有大海麵條的別稱。附著在石頭或貝類外殼上生長，特別是河水流入大海的淺海海邊，或在木樁上也會生長。可與石花菜一起做成寒天，或將鹽漬的龍鬚菜做成各種料理。

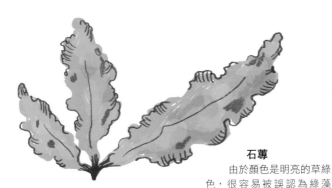

鹿角海蘿

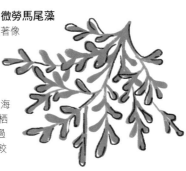

常被稱作鹿角菜的海藻類，韓國、中國、臺灣等地皆有。由於漁夫是直接用手採收，因此價格高且珍貴，它也是海藻中形狀最細者，任何人都能享用。

石蓴

由於顏色是明亮的草綠色，很容易被誤認為綠藻類，其實它是屬於石蓴科的紅藻類。生長於海水與淡水交界處，外形有扁平狀、多分枝等非常多樣，通常生長於秋天至春天之間。冬天為盛產季節，多酚成分比其他海藻類來得多，有出色的抗氧化效果，略苦的味道是其特色。主要會加醬料涼拌生吃，或煮湯享用，也可乾燥後當成紫菜品嘗。

微勞馬尾藻

在深褐色的分枝上，長著像玉米形狀的葉子，還有檸檬籽般大小的水滴型細枝。可加入用豬背骨和牛骨熬煮的高湯中，煮成豬肉海藻湯。外形類似羊栖菜，常會被混淆，不過與羊栖菜相比，葉子較為扁平。

刺松藻

呈深青灰色的刺松藻，附著生長於淺海的岩石上，分枝像鹿角形狀一樣，並延伸開展成扇形。雖然看起來堅硬，其實表面像絲絨般柔軟。朝鮮時代學者丁若銓的《茲山魚譜》中寫道：「雖然顏色為墨綠色，但味道清淡，能提出泡菜的味道。」刺松藻能減少魚蝦醬的腥味與大蒜的氣味，廣泛分布於全世界，韓國、日本、中國、菲律賓、夏威夷等地都會食用。

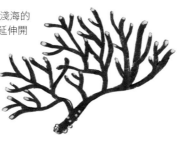

雞冠菜

為亞熱帶的紅藻類。主要生長於深海，由海女直接採收，收獲時間短，因此被當成高級食材。有紅色和綠色兩種，紅色雞冠菜的特色是口感硬，並具漂亮的紅色色澤，葉子扁平，常會用來當成裝飾。

石花菜

有許多分枝和細枝的紅藻類，外觀與樹枝相像，只會在乾淨的海域生長，主要產於包含濟州島沿岸的南海沿岸。《茲山魚譜》中提到，由於其外觀類似牛毛，又稱作牛毛菜。分布於五公尺深的淺海，並藏在岩石中生長。於四至六月採收，含有豐富的膳食纖維，可當作寒天的主材料。

軟體動物類的種類與特徵

>>> 頭足類和貝類

魷魚

全世界約有四百五十至五百種以上的魷魚。魷魚可區分為頭、腳、身體部位。腳的那一側，左右兩邊有大大的眼睛；白天會潛入深海中，晚上才會浮至淺海，因此捕獲魷魚的作業主要在夜晚進行。不只能做成生魚片、魚醬或熱炒，還可晒乾後食用，有各種品嘗方式。

烏賊

雖然屬於軟體動物，但身體中有長且扁平的石灰質硬鞘，世界各地都很常見。身體上有褐色條紋，但身體的顏色經常隨著環境改變。將烏賊的硬鞘完全晒乾並磨成粉，可當成醫療用的止血劑。處理烏賊時，需要把身體部分切開，先將硬鞘取出，再進行烹調，可做成生魚片、涼拌、炸物、冷盤等。

章魚

有八隻腳的一種軟體動物，棲息於海底，並食用其他軟體動物和甲殼類維生，遇到危機時會噴出墨汁逃跑。產季為十一至四月，以韓國來說，在南海捕獲的普通章魚，多棲息於岩石縫隙中，也稱為石章魚；東海的大章魚光是腳的部分就超過三公尺，體型非常巨大，晒乾後會變成紅色，因此又稱作血章魚。

長腕小章魚

體型大約三十公分的軟體類動物，腳比身體要來得長。傳說只要餵兩到三隻長腕小章魚給累倒的牛吃，牛馬上就能站起來；長腕小章魚以被當成補品而聞名。八隻腳中有兩隻特別長且細，也被稱作細爪章魚。一般會將生章魚拌生牛肉，或直接做成生魚片，也可將牠用稻桿或木筷捲起，再塗上醬料燒烤，這種烤章魚串在韓國相當有名。

短爪章魚

外觀類似長腕小章魚，但頭部是其二至三倍大，腳也比較短。棲息在韓國西海岸和南海岸的岩石縫隙中，產卵期在三至五月，此時味道最佳，因為頭部裡會有像飯粒般的魚卵，更增添口感和鮮味。雖然體積小，卻是牛磺酸含量最多的軟體動物。

鎖管

小管的代表品種，腳只有一寸短，因此鎖管在韓國便叫做「一寸」。特徵是身體長且腳短，又有槍魷、箭魷等種類。從晚春至秋季，鎖管為了產卵會成群結隊移動，此時的味道最鮮美。

海螺

外殼較厚且為白色的海螺，稱作蠑螺；螺肉呈深色的則是蛙螺；還有在螺旋狀的螺殼上，有許多凸起的角蠑螺。一至五月為產季，可以做成生魚片、燒烤或燉煮。

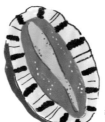

鮑魚

由於鮑魚是食用海帶、昆布等褐藻類，會棲息在海水清澈且多海藻類的暗礁地帶。全世界約有一百種以上的鮑魚。躲藏在堅硬外殼中的鮑魚肉，做成生魚片時，口感鮮脆，煮熟食用的話，嚼起來會較為軟嫩。

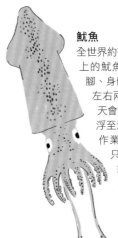

淡菜

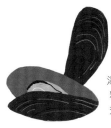

在淡菜黑且厚的外殼中，有著紅色的貝肉，因此又稱作「紅蛤」，成群棲息在暗礁地帶。十二至三月為產季，可做成湯、燒烤等各式料理。在韓國相當有名的料理，是將淡菜用辣的醬料調味後，再煮成淡菜湯。

文蛤

營養價值不亞於鮑魚，加上其體型大，又有蛤蜊女王的稱號，可以生食，因此也稱作生蛤，或被稱為大蛤、花蛤。主要棲息在淡水流入的淺灘海域，外殼會被使用來做成圍棋。

環文蛤

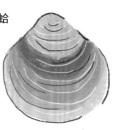

簾蛤科的貝類，在圓形外殼上有著類似麻布的紋路，由於外殼為黑色，部分地區又稱作黑蛤或鐵蛤。主要棲息於潮灘地區，而且幾乎不會離開原來的地方。九至五月為產季，含有豐富的琥珀酸，能讓湯頭滋味更好，並有鮮甜的貝肉。

泥蚶

一般貝類的外殼都很光滑，但泥蚶有著像瓦片般的外殼，較粗造且有深深的溝紋。從秋天結束進入冬季開始，到翌年的春天為盛產季節。

魁蛤

泥蚶類中最大的一種，有著軟嫩的貝肉。不同於其他泥蚶類的貝類，血液中含有紅色的血紅蛋白，使得貝肉呈現血紅色，因此又稱血蚶或赤貝。市面上多為養殖魁蛤，不同於以往認為自然產海鮮品質較好，養殖魁蛤的風味反而更好，甚至能賣到三倍的價格。

扇貝

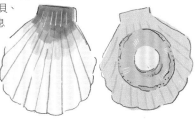

與牡蠣一樣，在全世界同為消費量最多的貝類，種類約有三百多種，如櫛孔扇貝、白碟海扇蛤等。扇貝只會棲息於水溫二十三度以下的地方，產季在冬天，味道比其他貝類鮮甜且軟嫩，適合烤來吃。

河蜆

屬淡水貝類的河蜆，呈黃褐色，並且只有指甲般大小，棲息在較淺的泥沙淤積地帶，韓國的河東河蜆便相當知名。五至六月的產卵期，為肉質肥美的季節，適合煮成爽口的湯品。

牛角蛤

生長於淺灘的牛角蛤，體型較許多貝類還大，是直立插入泥沼中生長，最大可以長至三十公分。長長的水滴形狀，類似秋天篩除穀糠的竹箕。與其他貝類相比，外殼較薄且容易破裂，拿取時需格外小心。貝柱大且甜嫩，非常受歡迎。

甲殼類的種類與特徵

淡水龍蝦

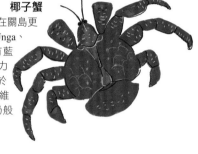

淡水龍蝦為全世界最大的龍蝦,又稱紐西蘭龍蝦,不同於生長在低溫海水中的龍蝦,棲息於南太平洋等溫暖大洋的淺海中。介於蝦和蟹之間,沒有粗壯的螯,而是有著大大的觸角。肉汁豐富、味道略鹹帶甜,肉質比龍蝦稍硬一些。

龍蝦

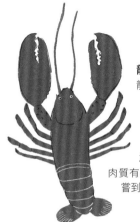

龍蝦的英文名稱為 Lobster,有著一副背甲與五對粗壯的步足,是生長在海裡的大型甲殼類動物,主要棲息於太平洋、印度洋、大西洋。五月至八月為產季,與其他甲殼類相比,肉質有彈性並具隱約的甜味,還能品嘗到奶油般的濃郁風味。

椰子蟹

主要棲息於南太平洋的島嶼,特別在關島更是常吃的食物,當地還有 Ayuyu、Unga、Kaveu 等各種別稱。特色是在帶有藍光的身體上,長著具攻擊性的螯,力量強大,甚至能砸碎椰子果實。由於椰子蟹是食用椰子果實的纖維質維生,因此帶有椰子香氣,還有牛奶般香濃的味道。

泥蟹

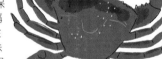

一種海水蟹,堅硬的外殼內有著肥美香甜的蟹肉。由於泥蟹成長會經過脫殼的過程,當脫去外殼時,馬上捕捉再冷凍保存,就能連軟殼一起品嘗,因此又被稱作軟殼蟹。主要養殖在太平洋一帶,在三至五月的產卵期之前,有著極佳的味道、香氣與口感,清爽且帶有香甜的風味。

口蝦蛄

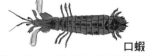

棲息於西太平洋一帶。口蝦蛄和大蝼蛄蝦常會被混淆,其實口蝦蛄為口足目,和十足目的大蝼蛄蝦截然不同。有著類似螳螂般強而有力的前足,會捕捉小魚為食。通常會在水深十至三十公尺的潮灘上,挖洞穴棲息。比一般蝦子更具鮮味,但外殼堅硬還帶有尖刺。

海螯蝦

多產於挪威海岸一帶的一種挪威龍蝦,外形就像小龍蝦。不同地區的名稱也不盡相同,法國稱作 Langoustine,在義大利則叫 Scampi,英國稱其為 Dublin Bay Prawn。肉質香甜,外殼帶有鮮味,常用來做成醬汁。

石蟹

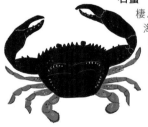

棲息於韓國、中國、日本北海道以下的淺海,為夜行性生物。蟹殼為六角形,前方有粗硬的刺,螯足粗且短。主要多在春天被捕獲,肉質比花蟹香且有彈性,常用來做成醬蟹。蟹殼含有豐富的甲殼素,能防止體內脂肪累積、降低膽固醇,具有減肥的效果。

大螻蛄蝦

是帶有螯足的甲殼類中，最接近蝦子的一種，主要棲息於潮灘上。將木棍插入大螻蛄蝦棲息的洞口再快速抽出，牠就會因壓力而跳出來，並發出碰的一聲。從北海道到朝鮮半島、黃海一帶，皆有其蹤跡。產季從三月到四月底，屬於春季特產。特色是味道清淡且口感有嚼勁。

大眼蟹

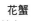

大眼蟹只有拇指般的大小，廣泛分布於印度西太平洋區，在潮灘相當常見。有些地方會將大眼蟹連殼一起拌醬料，或者油炸後食用，含有豐富鈣質並具濃濃香氣。由於體積小，常會與相手蟹混淆。

紅蟹

紅蟹棲息在東海和日本全區水深七百至兩千公尺的海域，外觀類似雪蟹。但雪蟹的背部是橘紅色、肚子是白色，紅蟹則全身皆為深紅色；紅蟹體積比雪蟹小，蟹足細且蟹肉少。產季為一至六月與九到十二月，而滿月時的蟹肉最為肥美。

竹蟹（松葉蟹）

主要棲息於東海海域的鬱陵島和獨島附近深海中。竹蟹有著像竹子般細長的蟹腳，故以此命名。身體大，額區有一塊寬且短的凸起，蟹足的關節呈扁平狀。十一到三月是肉質最肥美的時候，無須另外調味，直接水煮就很美味。

河蟹

常在韓國和中國等接近海邊的河川流域棲息，不同地區會有不同的名稱，由於主要棲息於淡水，因此又稱作田蟹或淡水蟹。為夜行性生物，並捕捉小魚為食。秋季產卵期的河蟹，不僅有滿滿的卵，還有肥美且帶有鮮味的蟹肉。韓國會用來醃漬做成醬蟹，略鹹且香濃的味道可謂極品。

毛蟹

身體上有許多絨毛，因此稱為毛蟹。肉質柔軟，吃起來比竹蟹更甜。主要生長於韓國東海迎日以北的低溫海水中，但南海沿岸也可捕獲。東海的毛蟹為紅色，南海的毛蟹則呈褐色；東海的毛蟹帶有甜味，南海的毛蟹則有濃郁深沉的風味。在日本北海道會將其做成生魚片。

花蟹

花蟹的命名，是由於大海與陸地交界處隆起的海岬（꽂，音近似韓文的花）地形，所變化而來的名稱。韓國多在西海岸捕獲，又以延坪島的花蟹最為知名。花蟹是容易購得的食材，從湯料理到蒸燉料理，適合各種烹調方式。花蟹的產卵期為六月中旬至八月，此時為禁漁期，六月母蟹的價格和味道都屬頂級。

帝王蟹

多棲息於北極的寒冷地帶，俄羅斯、日本、挪威、美國等皆為產區。身體可生長至約二十八公分長，腳長約一‧八公尺，重量約十一公斤，背殼為五角形。肚子上的殼愈緊貼身體，蟹腳整體愈均勻，就代表愈新鮮。容易與竹蟹混淆，但帝王蟹有八隻腳，竹蟹則是十隻腳。

蝦子的種類與特徵

虎蝦（草蝦）

虎蝦的正式名稱為紅腳斑節對蝦，主要棲息於南太平洋、澳洲近海、亞熱帶地區，在日本、歐洲等地的消費量達總產量的八〇％，非常受歡迎。虎蝦體積碩大，味道香甜，但口感較乾澀，通常會加入奶油一起烹調。

毛蝦

毛蝦是醃漬時使用的小蝦子，又稱作水蝦，為小蝦、糠蝦等的總稱，通常大小在二十公釐左右，母蝦比公蝦還要大一些。雖然稱作毛蝦，其實外觀無毛且平滑，身體兩側扁平。棲息於靠近陸地由黏土組成的淺海中，主要在西海和南海沿岸可見其蹤跡。含有大海香氣與香味，常用來做成魚蝦醬，九至十一月時最為美味。

牡丹蝦

整體為深橘色，每一節上有褐色花紋，以及不規則的紅點。身長十七至二十公分，身形圓滾且蝦殼較硬。牡丹蝦乃是變性蝦，到第三年春天就會從雄性變成雌性，產季為九到十二月初，特色不在於甜味，而是具明顯的蝦香。與其他蝦子相比，需保存在三至四度的環境，較不易維持新鮮度。

日本對蝦

在日本，又稱作踊蝦、車蝦，為身形圓滾且花紋華麗的蝦子。全身有明顯的條紋圖案，顏色較鮮豔，呈淡淡的藍色與紅褐色澤，前面第二至第四對步足上有小小的螯。生食時，其抖動的樣子就像跳舞般，因此日本人用「おどり」（odori，跳舞）形容。肉質有彈性且具甜味，適合做成生魚片。

大蝦（明蝦）

屬於體型大的蝦子，母蝦又比公蝦來得大，平均大小為十四公分。主要生長於深海中，到了產卵期，會移動至沿岸棲息。產季為九至十二月，肥美香甜的蝦肉可謂極品，無論烤或蒸都很美味。其外形與白腳蝦相似，容易混淆，但蝦尾略有差異，大蝦的蝦尾帶綠色，白腳蝦則呈紅色。

紅斑後海螯蝦

棲息於南海、日本、菲律賓等海域，原名為刺足蝦。蝦殼偏硬，咀嚼起來會發出咔嚓咔嚓的聲音。蝦殼部分密集緊貼，長度約為十至十五公分，第一對螯足上有明顯的紅色條紋。九至十二月為產季，常會與短脊槍蝦混淆，其實是完全不同的品種。

花蝦

整體呈紅色色澤，並有白色條紋，就像花朵盛開般華麗。正式名稱為彎角鷹爪對蝦，大小為十二至十五公分，母蝦會稍微大一點。從晚春到初夏能大量捕獲，有強烈的大海香氣與甜味，新鮮的花蝦很適合做成生魚片。

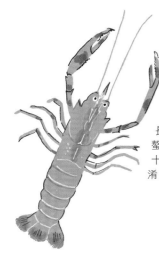

毛緣扇蝦

如同其名，是有著寬大扇子形狀的蝦子。分布區域包括日本、韓國、臺灣等地，棲息於水深四十五至一百三十公尺的沙或泥土等柔軟地質環境。在分類學上，較接近龍蝦，整體為紫褐色或紅褐色，體型呈扁平狀。產季在冬天，能同時品嘗到花蟹和蝦子的風味，很受到饕客喜愛。

高脊赤蝦

頭部像是帶了頭盔般堅硬，並有許多刺，如同雞冠一樣。身長約六公分，外表較短且圓滾，身體正面有鮮明的紅色條紋。棲息在浦項以北的東海地區，肉質有嚼勁，外殼硬且尖利，較常以蒸的方式烹調。夏天結束後，會開始出現蹤跡，直到十二月都是產季。

甜蝦

日本稱作甘海老，如同其名，特色是肉質帶有甜味。正式名稱為北方粉紅蝦，棲息於東海的深海中，外表呈現非常深的紅色色澤。口感軟嫩，有淡淡的甜味，主要會做成生魚片，其淡藍色蝦卵也別具風味。產季為十一至二月，與其他蝦子相比，含有豐富的甜菜鹼成分，並且具有降低膽固醇的效果。

牡蠣的種類與特徵

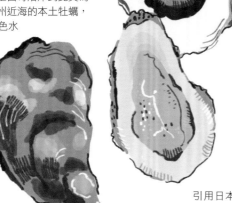

東方牡蠣

大小約為五至十八公分，墨西哥沿岸到北美為其棲息地。美國維吉尼亞州近海的本土牡蠣，很受人們喜愛。在淺綠褐色水滴型的堅硬外殼中，藏有滑嫩的牡蠣肉，肉質柔軟有彈性，入口便能滑順吞下。

太平洋牡蠣

美國最常見的一種牡蠣，其實日本、臺灣、中國等地才是原產地。二十世紀初期開始進口日本的長牡蠣，後來漸漸傳入歐洲、紐西蘭、澳洲，現在世界各地都很常見。與其他牡蠣相比，味道較濃郁，還能感受到牛奶的風味。挑選外殼呈水滴型、不會太長且有深凹陷者為佳。

熊本牡蠣

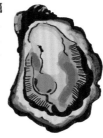
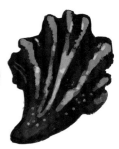

引用日本九州熊本的地名來命名，不過世界各海域都可見其蹤影，反而在原產地熊本已絕種。大小約為五公分，有著小且圓的漏斗形外殼。與其他牡蠣相比，富有甜味，味道和香氣細緻，還能感受到哈密瓜與堅果類的香味，適合推薦給初嘗牡蠣的人。

奧林匹亞牡蠣

棲息於美國西部華盛頓州、奧林匹亞近海的牡蠣，一度在十九世紀末絕種，最近再度出現蹤跡。有著淺黃圓型的小小外殼，在九至四月的產季最為美味。體積小，但比任何牡蠣都要肥美，肉質有彈性並帶甜味，特色是如奶油般濃郁的香氣。

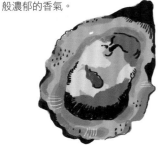
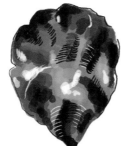

歐洲牡蠣

帶有歐洲鯷魚風味的珍貴牡蠣，主要產地為法國的貝隆河，因此也稱作貝隆牡蠣。外殼呈扁平狀，以及類似海藻的綠色色澤。在所有牡蠣中，味道和香氣最為深沉，帶有類似野生家禽的味道。口感近似肉類，並有爽脆感。

長牡蠣

韓國最常見的牡蠣，外殼堅硬且凹凸不平，有著不對稱的外殼，下方為凹陷狀，上方則較為平整。在不同地區，名稱也不太相同，最具代表性的就是「石頭花」，因為附著在岩石或石頭上的牡蠣，遠遠看就像白色的花。肉質有彈性且柔軟，邊緣有細細的黑色帶子，如同窗簾一樣。長牡蠣是唯一能養殖的牡蠣品種。

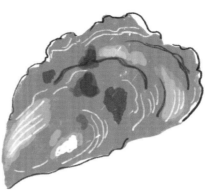

小牡蠣

附著於石頭或磐石上生長的天然牡蠣，通常都稱作小牡蠣。韓國看月島的小牡蠣，一開始會附著在岩石上，之後再移到淤泥中。由於體積小，採收不易，會利用鐵製鉤子來挖出牡蠣。可加入鹽和辣椒粉抓拌，醃漬做成小牡蠣醬，因為肉質扎實且具香氣，又有「飯小偷」的別稱。

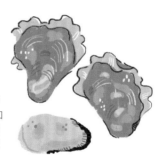

櫻花蠔

在櫻花綻放的三至四月，當季的櫻花蠔就會開始出現在河流中，因此也稱作江蠔。附著於岩石上生長的櫻花蠔，為了覓食會將外殼張開，白色的牡蠣肉就像櫻花般雪白美麗，因此而命名。大小是其他海水牡蠣的三至十倍，含有豐富的蛋白質、礦物質、維他命和胺基酸等。特色是較沒有鹹味，並帶有甜味。

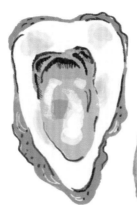

石牡蠣

在水深二至十五公尺的岩層地帶發現的牡蠣，超過二十公分的石牡蠣，由於緊密附著於岩石表面，並不容易取下。長牡蠣的產卵期為五至八月；石牡蠣則是九至十一月，從初夏到九月中旬為其產季。屬於珍貴的品種，正面臨絕種危機。有和奶油一樣溫和且濃郁的味道，肉質非常有彈性。

鮪魚的種類與特徵

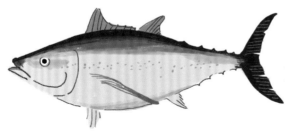

長鰭鮪魚
主要用來當成罐頭材料的中型鮪魚，身長約一公尺左右，和其他鮪魚相比，較為小型，特色是有著很長的胸鰭，主要棲息於溫帶海域。粉紅色的瘦肉部分和雞肉肉質相似，又有「海底雞」的別稱。

短鮪／大目鮪
英文名稱為 Bigeye Tuna，有著又大又明亮的眼睛，體積大又圓滾滾的，重量最高可達一百五十公斤。主要棲息於熱帶海域的熱帶鮪魚，分布於太平洋、印度洋、大西洋的亞熱帶海域。魚肉為可口的深紅色，有著柔軟清淡的味道，常用來做成握壽司。

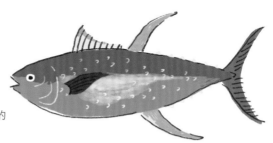

黑鮪
背部呈深草綠色，腹部則帶銀白色，身長可達三公尺，主要分布在大西洋、北海道近海的代表性溫帶鮪魚。北方鮪魚依主要棲息地可分成太平洋黑鮪、大西洋黑鮪和南方黑鮪。魚肉呈深粉紅色，是顏色和味道最重以及肉質最柔軟的鮪魚，也是最高級的一種。

黃鰭鮪
有著長長的亮黃色魚鰭，重量最高可達一百公斤，與其體型相比，頭和眼睛便顯得較小。廣泛分布於溫帶和熱帶海域，主要可在熱帶海域捕獲。特色是有著水蜜桃色的魚肉，脂肪少、肉質扎實且味道清淡。常用來做成生魚片、握壽司。

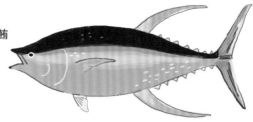

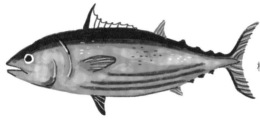

鰹魚
背部呈深藍色，腹部帶有銀白色，最大特徵是身上有四至六條的黑色條紋。主要棲息於高緯度寒流海域的鰹魚，深紅色瘦肉的味道和香氣比其他鮪魚還重，可算是數一數二的高級魚種。柴魚片就是將鰹魚燻製，再用刨刀削成薄片。

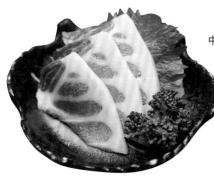

中腹

鮪魚肚中央的部位，中間紅色部分
為發達的肌肉。特別推薦給喜歡
生魚片的人，中腹口感有嚼
勁，軟黏的脂肪味道極佳。

前腹段

黑鮪魚肚中，大理石油花僅次於
三角油的部位。屬深海魚的黑鮪
魚，魚肚上會有前腹段和筋膜
等，不會過韌且具香味。一般來
說，大肚肉就是指前腹段，味道類似
三角油，由於帶有筋膜，更增添口感。

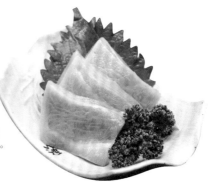

三角油

黑鮪魚肚中最高級的部位，分
量少因此最為昂貴。覆蓋著漂
亮的大理石油花，食用時會在
口中輕輕融化，含有豐富的脂
肪，一小片就能感受到濃郁的
味道。

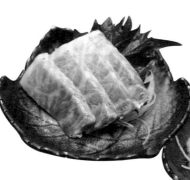

肚尾

特別推薦給不喜歡油膩口感的
人。混合了肚肉和紅肉（赤
身），肚肉的油脂風味和紅肉
的清爽味道，搭配得非常完
美。

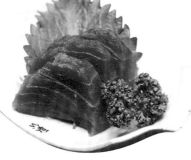

紅肉（赤身）

大目鮪和黃鰭鮪的紅肉，味道清淡不會過
重，可謂極品。生食的話，就像羊羹一樣
順口，即使吃很多也不覺得負擔太重。

下巴肉

黑鮪魚的魚頭中，唯一能生吃的部
位，即眼睛正下方的部分。肉質和
生拌牛肉非常類似。

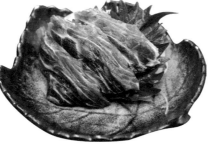

鮪魚肚

指大目鮪和黃鰭鮪的肚肉，雖然無法
和黑鮪魚肚相比，但具有香醇的味
道，也是口感很好的部位。

魚乾的種類與特徵

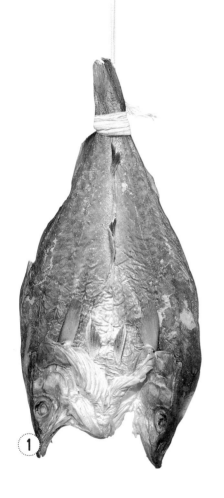

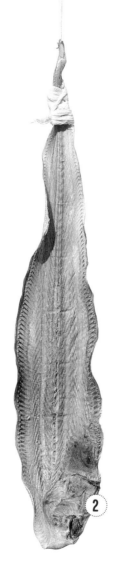

1.鱈魚乾

將鱈魚的肚子剖開並取出內臟,再鹽漬而成。產卵期的鱈魚最為美味,新鮮鱈魚可做成生魚片,而風乾成半乾燥的鱈魚,肉質彈性和味道會變得更好。主要會烤來吃,或加入醬料燉煮。在義大利,會將鱈魚用鹽醃漬後、風乾成「鱈魚乾」(Baccalà),再做成各種料理。

2.半滑舌鰨乾

舌鰨科魚類中最大的半滑舌鰨,生長於淺海中,多在西海沿岸被捕獲。通常不會生吃,而是晒乾後再烤或蒸來品嘗。將堅韌的背部魚皮剝除後,用鹽水調味,再放置陽光下晒乾,可加入等量的水煮湯。

3.斑鰩乾

斑鰩屬於鰩科的海水魚。新鮮的斑鰩可切成薄片,以醋醃漬後,和蔬菜一起拌來吃,或是放入缸中發酵,再享用其獨特刺鼻的香味。斑鰩乾可用淘米水泡開後蒸食,味道比新鮮斑鰩來得重且更有咬勁。

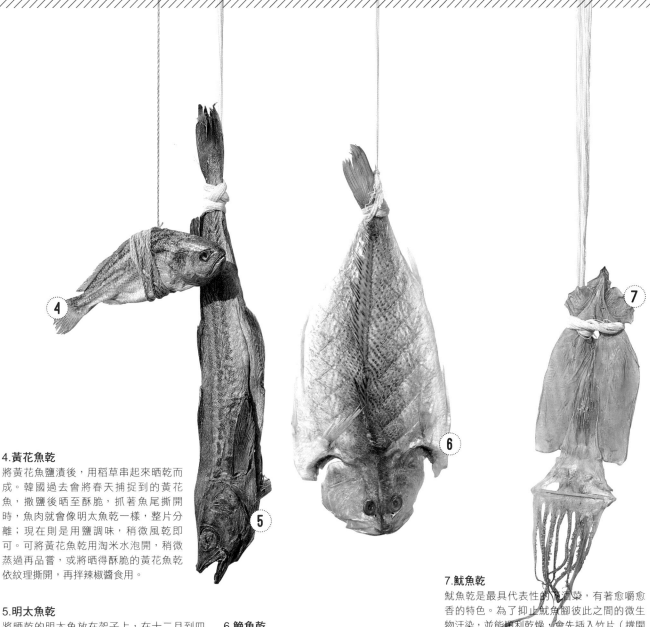

4.黃花魚乾

將黃花魚鹽漬後，用稻草串起來晒乾而成。韓國過去會將春天捕捉到的黃花魚，撒鹽後晒至酥脆，抓著魚尾撕開時，魚肉就會像明太魚乾一樣，整片分離；現在則是用鹽調味，稍微風乾即可。可將黃花魚乾用淘米水泡開，稍微蒸過再品嘗，或將晒得酥脆的黃花魚乾依紋理撕開，再拌辣椒醬食用。

5.明太魚乾

將晒乾的明太魚放在架子上，在十二月到四月之間，反覆經過結凍、融化的風乾過程。通常使用在北太平洋捕捉，再放到零下三十度結凍的北洋明太魚。明太魚乾含有甲硫胺酸、牛磺酸等能分解酒精的成分，很適合用來解除宿醉。將魚乾撕成小片、煮成湯，或是用水泡開後，再蒸或燉煮。

6.鮱魚乾

鮱魚為夏季的補品，除了魚鱗和膽囊，所有部位皆可食用，是韓國婚禮或壽宴等慶祝場合會使用的魚類。撒上鹽、稍微風乾後，再塗芝麻油烤來吃；或是將鮱魚乾切成薄片，沾芝麻油調味醬一同享用；也有使用半乾燥的鮱魚乾，煮成的鮱魚乾清湯。

7.魷魚乾

魷魚乾是最具代表性的下酒菜，有著愈嚼愈香的特色。為了抑止魷魚腳彼此之間的微生物汙染，並能順利乾燥，會先插入竹片（撐開魷魚腳部的竹片）再晒乾。可利用魷魚乾製作魷魚酒瓶，韓國會將魷魚乾以各種形狀，做成婚禮後「幣帛」用的食物。也可將魷魚乾切成小片，倒入醬油沖泡的水熟成後，拌入辣椒醬做成醃菜。

¹婚禮後，由新娘帶棗、栗、脯等食物去見公婆的禮俗。

魚子醬的種類
>>> CAVIAR

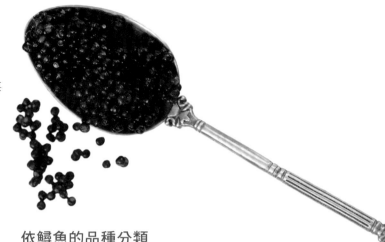

魚子醬和松露、鵝肝醬合稱為世界三大珍味，又有海洋中的黑鑽石之稱。俄羅斯則稱作「чёрная икра」，有黑色魚卵之意。將鱘魚的卵取出並分離卵巢膜後，再分成不同等級，撒上鹽進行鹽漬製成。

魚子醬的等級

鑽石級 Almas
從俄語 алмаз（有鑽石之意）變化而來。選擇只有千分之一的機率，才能捕捉到的白化鱘魚（Albino），並且要是六十至八十年以上的成熟個體，從中取得的魚子醬。因為比黃金還要昂貴而聞名。

帝國級 Imperial
等級第二高的魚子醬，在各品種中，以顏色最淺的魚卵來加工，主要提供給俄羅斯與歐洲王室，又有「王室的魚子醬」之稱。

白金級 Platinum
在奧賽嘉（Asetra）品種的俄羅斯鱘魚、西伯利亞鱘魚的魚卵中，只取最大的魚卵做成的魚子醬。

經典級 Classic
一般最常接觸到的魚子醬等級。

依鱘魚的品種分類

奧斯特拉魚子醬 Ossetra Caviar
市面上流通最多的魚子醬，從生長約十年以上的奧斯特拉鱘（俄羅斯鱘魚、西伯利亞鱘魚）中取得。黑海和亞速海為主要產地，外觀呈現黑色並有堅果的味道。

賽魯嘉魚子醬 Sevruga Caviar
從一至一‧五公尺大小的鱘魚中，取得的魚卵鹽漬而成。魚卵體積最小，且為深褐色，帶有略腥的鹹味及獨特香氣。

貝魯嘉魚子醬 Beluga Caviar
在裏海和黑海所捕捉的歐洲鰉（Huso Huso）中，取得母魚的魚卵再鹽漬而成。在魚子醬中，屬於最珍貴且大顆的種類。

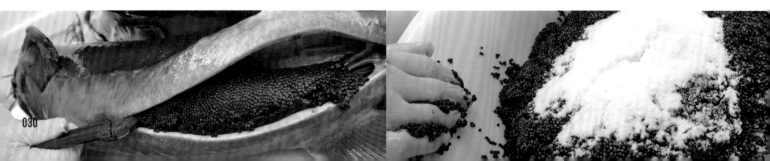

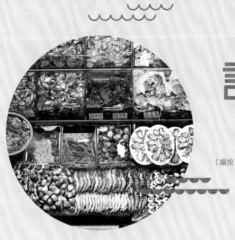

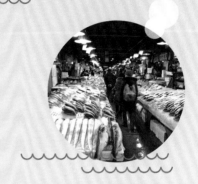

計算海鮮的韓文單位

（編按：韓文中有豐富的量詞，以下為讀者介紹獨具特色的韓文單位。）

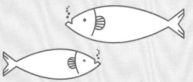

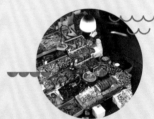

尾

有尾巴之意的「尾」，為計算鮑魚或蝦子時使用的單位，指的是一公斤所對應的數量，十尾就是指十隻的重量為一公斤之意。

手

意指一手能抓起的分量。通常會將黃花魚或鯖魚取大和小的各一隻，一起綁起來販賣，一手就是指大和小的共兩隻之意。

貫

明太魚乾綁起來計算的單位，一貫為二十隻明太魚乾。

捆

一捆指十個，魚類一捆為十隻，海帶一捆為十片。

串

一排魚各有十隻，指的是兩排編在一起。一串為二十隻。

辮

黃花魚乾、鯡魚或蕨菜等一束計算的單位。黃花魚乾一辮為十隻。

捆

將魷魚串在一起計算的單位，一捆魷魚為二十隻。

束

紫菜的計算單位，一束紫菜為一百張。

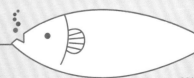

PART 2

生鮮
處理

鱈魚
>>> COD

學名
Gadus macrocephalus

分布
韓國、日本、鄂霍次克海、白令海

挑選方法
要挑選整體乾淨且滑溜的鱈魚。

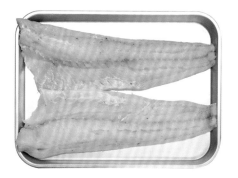

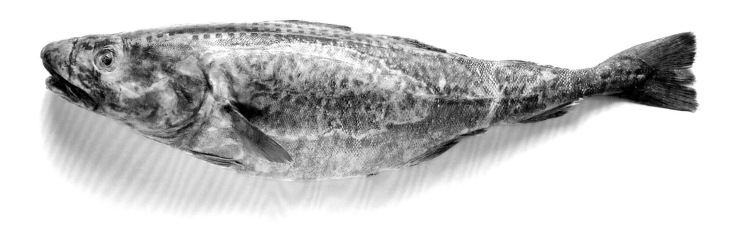

由於有著大大的魚嘴，又叫做「闊口魚」或「大頭魚」。有用鹽醃漬再風乾的「藥鱈」，剖開魚肚晒乾的「鱈魚乾」，去除內臟、整隻晒乾的「全鱈」。日本稱為真鱈，意指下雪時捕捉到的魚。外形類似明太魚，但鱈魚下巴中央有一根鬍鬚，所以能輕易分辨。

鱈魚無腥味且味道清爽，有豐富胺基酸和肌苷酸，用來煮湯時，湯頭具有爽口風味。可以烤來吃，或晒成魚乾，並於喜慶或祭祀時使用。魚頭可清蒸或煮湯，魚卵、鰓和魚腸則可做成魚醬，是能完全利用的一種魚類。朝鮮醫書《東醫寶鑑》中寫道：「性質溫和，味鹹且無毒性，能滋補元氣，內臟和油脂的味道又更佳。」將鱈魚肝裡的油榨出，還能當成藥材。

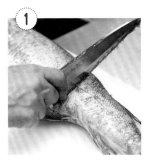

① 從魚尾往魚頭方向去除魚鱗。

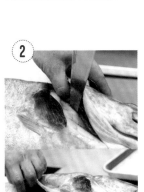

② 切斷魚鰓之間連接的膜，剖開魚肚後，取出鰓和內臟。

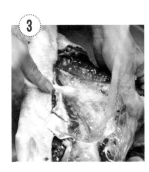

③ 用流水沖洗，並將裡面的血塊刮除乾淨。

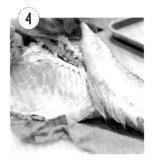

④ 將魚肚上的黑膜去除乾淨，用抹布將水分擦乾。

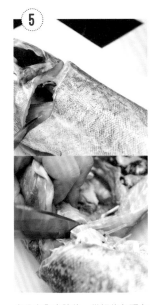

⑤ 水分完全去除後，從鰓往魚頭方向斜斜地劃刀，將頭部分離時，剖面要呈 V 字形。

TIP

因為鱈魚的骨頭較大，先找到關節再切斷，處理起來會較輕鬆。

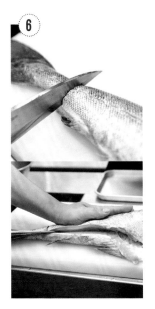

⑥ 將魚頭朝右、魚肚朝前方擺放，在魚尾和魚肚上劃刀。

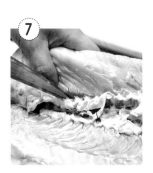

⑦ 大型魚類要先將中間大骨關節上的膜切斷，處理時刀子才不會卡住，並且能分離乾淨。

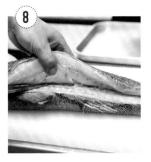

⑧ 將魚頭朝左、魚肚朝前方擺放，在背鰭上方劃刀，需深至中間的大骨頭為止，取下魚肉。

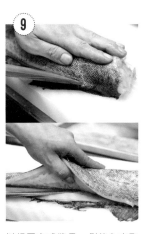

⑨ 以相同方式將另一側的魚肉取下。

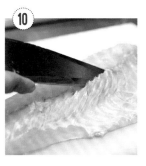

⑩ 用刀刃往上挑，去除原本內臟位置的腹骨部位。

鯛魚
>>> SEA BREAM

學名
Pagrus major

分布
韓國、日本、中國、臺灣

挑選方法
眼珠清澈，魚鰓為鮮紅色，魚身整體鮮明帶有光澤為佳。

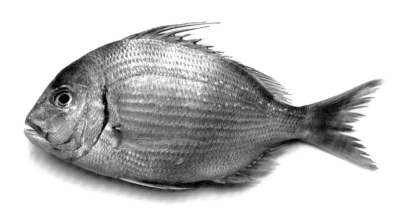

TIP

魚類被捕獲後，會因處理方式而影響其鮮度，所以這部分就顯得非常重要，不同魚類有不同切法，這也是日式料理的基本技巧。在日本吃「刺身」時，人們會形容「魚肉鮮活」，當漁夫從海中捕捉到魚後，便去除魚腦和脊髓的神經，以延遲死後僵直的時間，延長新鮮度並延緩腐敗的時間，這就是為何捕獲的魚，隔天還能當成生魚片享用的原因。

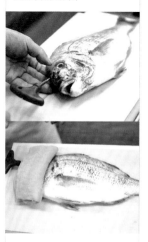

將鐵絲插入兩眼之間，去除背骨脊髓的神經，這個步驟通常會在漁船上或直接處理活魚時進行。不過，魚激烈蹦跳的話，魚肉味道會產生變化，因此要將魚眼遮住，待其平靜後再處理。

不止韓國，在日本鯛魚也被視為最高級的魚種。有真鯛、黑棘鯛、平鯛、條石鯛、黃鯛等種類。最具代表性的真鯛，全身帶有淡紅色色澤，外觀非常美麗。鯛魚的魚肉為白色且肉質柔軟，可做成涼拌生魚片，由於味道極佳，也會做成鯛魚麵、燉鯛魚等各種料理。朝鮮農學者所著《增補山林經濟》中提到：「魚頭味美，秋天的鯛魚比春夏更好，適合加入蓴菜煮湯。」鯛魚是具代表性的白肉魚，脂肪含量少於其他魚類，蛋白質含量高，有豐富的鮮味。魚頭部位尤其美味，又以眼睛周圍最好吃，鯛魚眼睛中有明膠物質醣胺聚醣，有益骨骼和關節。鯛魚皮則有豐富維他命 B_2，可以連皮一起吃。

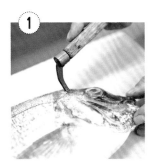

用錐子或鉤子等利器，插入鯛魚頭後方，使其腦死；再將魚鰓後方的血管割斷，將血放乾淨。

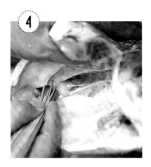

除掉沿著中間大骨的墨綠色薄膜，放在流水下，用竹刷清洗乾淨。

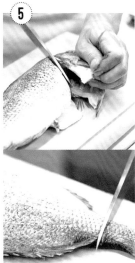

將魚頭朝右，從魚肚開始下刀，沿著中間的大骨劃刀。用左手稍微抬起魚肉，沿著骨頭取下魚肉。翻面後，另一邊也用相同方式處理。

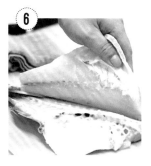

使用刮鱗器，從魚尾往魚頭方向去除魚鱗。

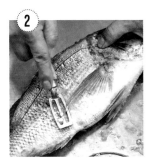

沿著胸鰭的肉斜劃一刀，將魚頭分開，魚尾部分也同樣劃刀切斷。

去除原本內臟位置的腹骨部位，便處理完畢。

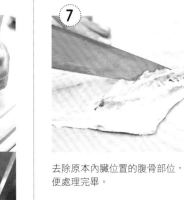

將中央大骨連接魚鰓的薄膜切斷，並切斷胸鰭部位的骨頭，將魚肚剖開後，去除鰓和內臟。

白帶魚
>>> CUTLASSFISH

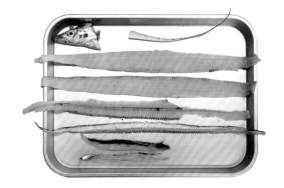

學名
Trichiurus lepturus

分布
全世界的溫帶海洋

挑選方法
如果白帶魚背鰭軟塌,代表已被捕獲許久。
需挑選魚皮上銀色鳥嘌呤(Guanine)物質未脫落,且有彈性者為佳。

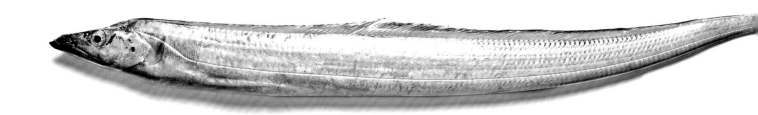

銀白色的白帶魚,外形就像長刀一樣,因此又稱作刀魚。含豐富的蛋白質與必需胺基酸,能助消化,有益於成長期的孩童。此外,DHA 和 EPA 含量高,可預防動脈硬化、腦中風等,因此相當受歡迎。

夏天和秋天的白帶魚最為美味,不過一整年之中,味道幾乎不會有什麼變化。肉質柔軟,可做成各式料理,新鮮的白帶魚可當成生魚片,還能用於燉煮或油炸。由於肉質軟嫩,燉煮時最好不要加熱超過三十分鐘。

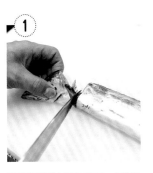

① 用刀鋒輕刮白帶魚表面，並將魚頭和魚尾去除。

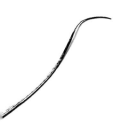

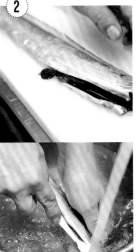

② 剖開、去除內臟後，在流水下，用刷子將內臟膜和血塊刷洗乾淨。

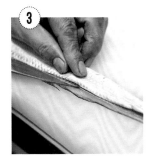

③ 在背鰭的兩邊劃刀，再一口氣拉起、去除背鰭。

TIP

連骨一起料理時，需在此步驟中，依照想要的大小，切塊後再使用。

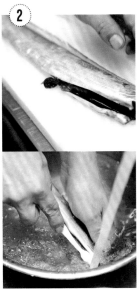

④ 將魚頭朝右，魚肚朝前方擺放，從魚頭往魚尾劃刀，將骨頭和魚肉分開。

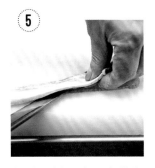

⑤ 處理中間的部分時，用左手抓住魚頭那一側的肉，在背骨上劃刀並將肉取下。

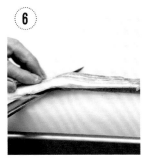

⑥ 另一邊的做法相同，一次將骨頭和魚肉分離。

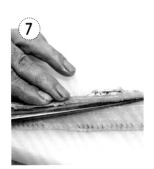

⑦ 切下原本內臟位置的腹骨部位。

TIP

要做成生魚片或炸物時，要將魚肉和骨頭剝下後再使用。

水針魚

>>> HALFBEAK

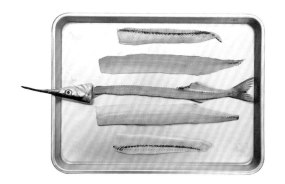

學名
Hyporhamphus sajori

分布
韓國、日本、臺灣、中國、俄羅斯

挑選方法
挑選顏色鮮明並帶有光澤，肉質摸起來有彈性者。

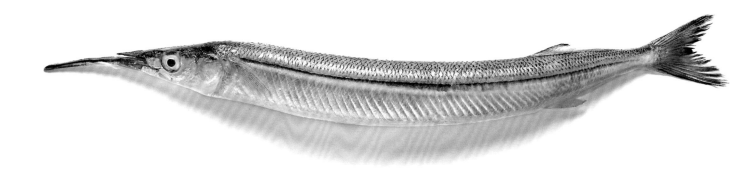

外形有點像秋刀魚，但其實是完全不同的種類。水針魚下半部的嘴巴，像針一樣又細又長，而且沒有小離鰭，這點就和秋刀魚不同。朝鮮時代的古書《佃漁志》中，提到其嘴巴如同鶴那般長，因此稱其為鶴侈魚。英語為 Halfbeak，有半喙的意思，日本則稱作サヨリ（sayori，細魚）。

產季在春、夏，味甜且清爽，主要會做成生魚片或烤來吃；需將魚肚上的黑膜清除乾淨，才不會有苦味。仔細觀察水針魚的鰓，十隻中約有七、八隻魚，會有叫做「縮頭水蝨」的寄生蟲，雖然對人體無害，但最好先確認魚鰓並清除為佳。

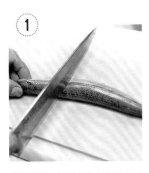

1

肉質軟嫩，用刀鋒從魚尾往魚頭方向輕刮，去除魚鱗。

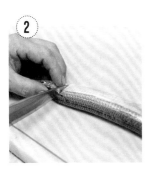

2

直接將魚頭整齊切下。

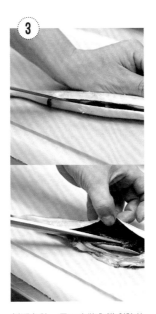

3

剖開魚肚，用刀尖將內臟刮除乾淨。

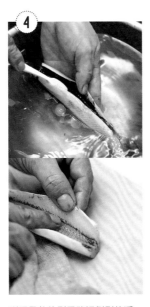

4

利用柔軟的刷子將裡側刷乾淨，再用水沖洗，去除黑膜和血塊。用抹布將表面的水分擦乾，魚肚內側也要擦乾淨。

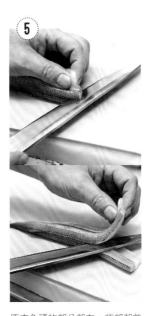

5

原本魚頭的部分朝右，背部朝前方擺放，從魚頭開始下刀，經過背骨中間的大骨，一次將骨頭和魚肉分離。

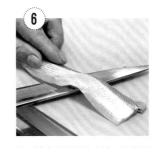

6

另一邊也用相同的方法，將骨頭和魚肉分離，留下背鰭和相連的中間大骨。

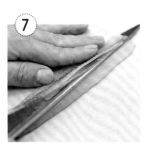

7

將腹骨的部分，薄薄地片下即可。

鱸魚

>>> **SEA BASS**

學名
Lateolabrax japonicus

分布
韓國、中國、日本

挑選方法
眼睛邊緣的輪廓為黑色，且內側具銀色光芒。
魚身要像撒上金粉一樣，閃閃發亮為佳。

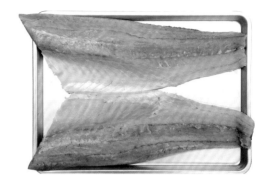

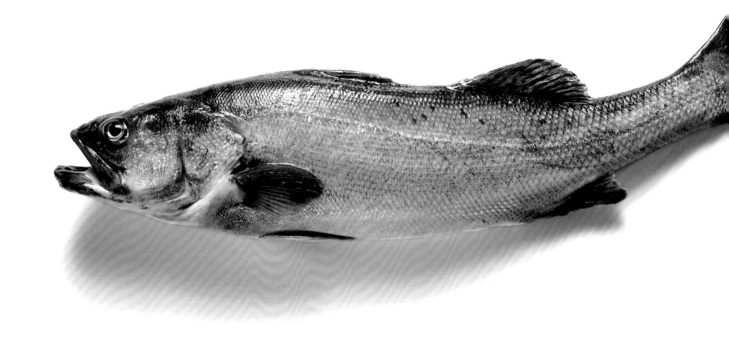

有著修長魚身的鱸魚，一開始被命名為盧魚，因為「盧」有「身體為黑色」之意，之後演變成鱸魚。不同地區有不同的説法，日本稱作スズキ（suzuki，鱸），有「身形優美且美味的魚肉」之意。

含有豐富的蛋白質，肉質柔軟且容易消化，有益於病患或年長者。尤其是夏天捕捉到的鱸魚，蛋白質含量特別高，維他命、鈣質、鐵質等都很豐富，能使五臟健康，是數一數二的補品。主要可做成涼拌生魚片、燒烤、清湯等，搭配蘿蔔絲或檸檬等富含維他命 C 的蔬菜，更有助於鐵質的吸收。

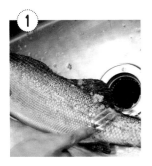

從魚尾往魚頭方向，仔細去除魚鱗。

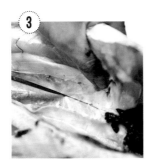

將中間骨頭上的膜刮下，一併清除血塊，再放到流水下沖洗乾淨。

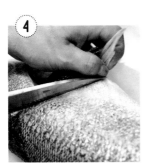

水分完全去除後，從鰓往魚頭方向斜斜地劃刀，分離頭部時，剖面要呈 V 字形。

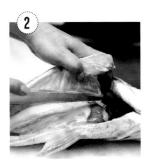

將中間大骨連接魚鰓的薄膜切斷，並剖開魚肚，去除鰓和內臟。

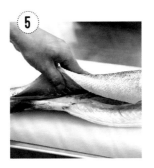

將原本魚頭的部分朝右，魚肚朝前方擺放，從頭部往魚尾方向劃刀，需深至中間大骨為止。

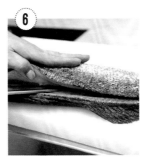

將原本魚頭的部分朝左，背部朝前方擺放，在背鰭的上方劃刀，需深至中間的大骨頭為止。

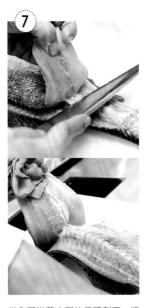

從魚尾沿著中間的骨頭劃刀，將魚肉切開，到腹骨的部位時，以手抓著魚肉撕開。

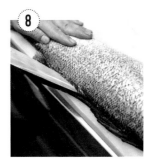

將鱸魚翻面，另一邊也用相同方式將骨頭分離。

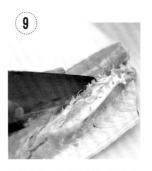

利用刀尖，將附著在腹骨上的部分劃上刀紋。

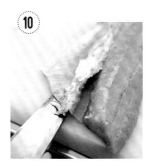

改變方向，沿著劃好的刀紋切下腹骨。

鯖魚

>>> MACKEREL

學名
Scomber japonicus

分布
韓國、日本、臺灣、菲律賓、挪威

挑選方法
魚身整體光滑延展，並有彈性。
散發青綠色的光澤，且腹部帶金色者為佳。

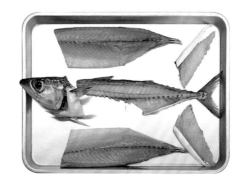

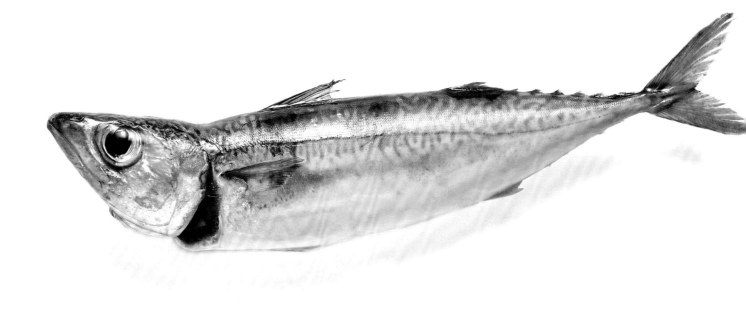

鯖魚為一種背部拱起的魚，因此韓國命名為「高登魚」，不同地區說法也不太一樣。《茲山魚譜》中寫道，身體上有青色花紋，稱作「碧紋魚」，俗稱「皐登魚」。日本叫做マサバ（masaba，真鯖），中國則叫青花魚。棲息於太平洋、大西洋、印度洋等溫帶及亞熱帶海洋中。特色是有季節洄游的現象，會隨著季節和溫暖的海水，成群地洄游。

含有能抗氧化的維他命 E，以及豐富的維他命 B₂、鐵質、EPA、DHA 等營養成分，能促進代謝，而且不用花大錢就能享用到。喜歡棲息於十至二十二度、溫暖的淺海中，由於未受高水壓的影響，肉質柔軟，適合燉煮、燒烤、蒸、生魚片等各種烹調方式。不過，內臟會因為組織胺這種強烈的消化酶而腐敗，所以在內陸地區會將魚肚剖開，撒上滿滿的鹽，做成「鹽鯖魚」或「醃鯖魚」，撒鹽之後，肉質會變得扎實且更美味。

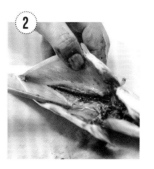

將骨頭間的血塊刮除，放在流水下沖洗乾淨，才不會產生腥味。

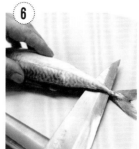

水分完全去除後，從鰓往魚頭的方向斜斜地劃刀，分離頭部時，剖面要呈 V 字形。

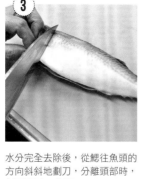

將原本魚頭的部分朝右，魚肚朝前方擺放，從頭部往魚尾方向劃刀，需深至中間大骨為止。

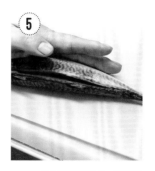

將原本魚頭的部分朝左，背部朝前方擺放，在背鰭的上方劃刀，並深至中間的大骨頭為止。

用左手按住魚頭，從魚尾附近開始劃刀，往魚頭的方向一次分開，然後再將魚尾切掉。

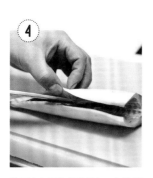

將鯖魚翻面，原本魚頭的部分朝右、魚尾朝左擺放，從魚背開始劃刀，需深至中間的大骨頭為止。

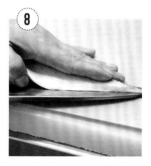

改變方向，從魚肚開始劃刀，並深至中間的大骨頭為止。

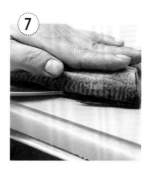

從魚尾附近下刀，用左手按住魚尾，往魚頭的方向一次分開，最後將腹骨去除。

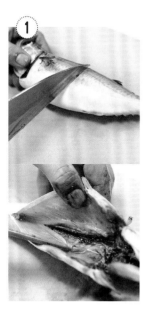

用刀仔細地刮下魚鱗，將魚鰓中的膜切斷後，剖開魚肚並取出內臟。

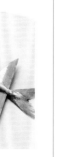

鰤魚
>>> YELLOWTAIL

學名
Seriola quinqueradiata

分布
韓國、日本、臺灣、大西洋、太平洋

挑選方法
肉質扎實有彈性，並且沒有傷口者為佳。

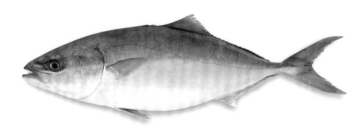

有著「冬季魚中之王」別稱的鰤魚，生長在十五至十八度的低溫海水中，脂肪含量豐富。一般來說，韓國喜歡口感較有嚼勁的活魚膾，而喜歡有豐富鮮味和軟嫩口感鮮魚膾的日本，鰤魚就非常受歡迎。過去韓國會將鹽漬過的鰤魚，做成鰤魚湯鍋，後來受日本文化影響，也開始將紅肉的鰤魚做成生魚片。

鰤魚中最昂貴的部位，為魚頭和魚肚交接處的三角油，脂肪豐富，有著像鮪魚前腹段的柔軟口感。

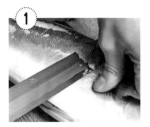

從魚尾往魚頭方向，用刀鋒輕刮，去除魚鱗。

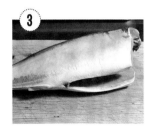

從鰓往魚頭的方向斜斜地劃刀，將頭部和身體分離。

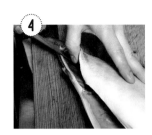

取出內臟後，用流水沖洗。將中間的血塊完全清除乾淨，才不會產生腥味。

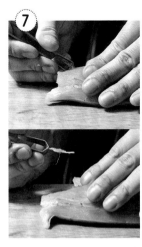

將水分完全去除。以中間的大骨為中心，在背部和魚肚肉之間深深劃刀，再用力將有硬刺的部分一次切開。

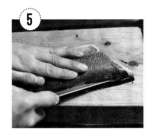

分成前片、後片和骨頭三個部分，由外而內循序漸進劃刀，將魚肉片下。將另一側的魚肉片下時，刀子的角度要打直，魚肉才不會散開。

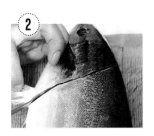

去除腹骨時，刀刃需盡量貼近腹骨，並且不要讓魚肉破碎。

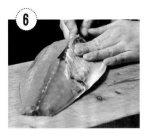

用鑷子一一拔除較大的魚刺，沿著魚刺插入的方向直接拔起。

比目魚
>>> FLUKE

學名
Paralichthys olivaceus

分布
韓國、日本、中國

挑選方法
魚身整體帶有滑溜的黏液，從鰓到鰭部位的肉質需肥厚且扎實。
一至一・五公斤左右最為美味。

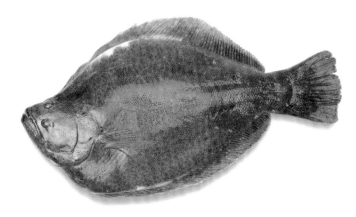

又稱作「廣魚」或「扁口魚」。扁口魚、鰈魚和木葉鰈的外觀都很類似，有個說法是「左鮃右鰈」，將魚肚朝下擺放，如果眼睛位置在左邊，就是比目魚（牙鮃科）；在右邊則是鰈魚和木葉鰈，可用此方式區分。比目魚棲息於海底的沙灘上，身體扁平且顏色近似沙灘，帶有黃褐色的保護色，因此難以區分。近年來養殖技術發達，全年皆可品嘗到，又以秋、冬之間的比目魚最為美味。有豐富的蛋白質和膠原蛋白，有益於美容養顏，脂肪含量也低，味道清淡爽口，最常被做成生魚片，或者油炸、燉煮、煮湯等方式，也能享用到其清爽的風味。

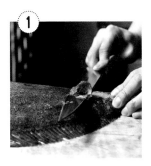

從魚尾往魚頭方向，用刀子去除魚鱗。

TIP

去除魚鱗時，也可使用鋼刷或刮鱗器。

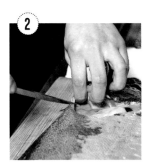

小心下刀並注意不要讓魚膽破裂，將魚頭和身體分離，再取出內臟。

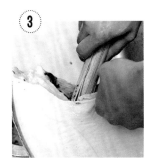

放在流水下清洗，並將骨頭間的血塊刮乾淨。

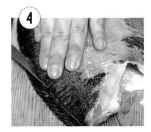

先在魚鰭那一側劃刀。

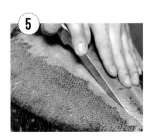

以中骨為中心劃刀，取下背部和腹部的魚肉（各兩片），骨頭則為一片，共切成五片。

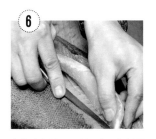

在魚肉和骨頭間劃刀時，必須憑感覺使用刀鋒，再將魚肉片下。

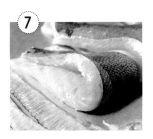

將肉鰭分離後，去除腹骨。

土魠魚
>>> JAPANESE SPANISH MACKEREL

學名
Scomberomorus niphonius

分布
韓國、日本、東海

挑選方法
挑選魚身有光澤，圓潤肉多的土魠魚。
壓下去要扎實、有彈性。

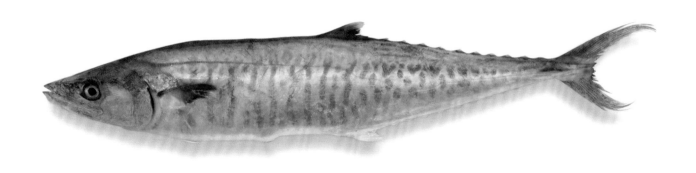

在韓國古籍《蘭湖魚牧志》中，稱其為麻魚（寫成삼치），《牛海異魚譜》則將其念成「蔘其」；由於味道比鰤魚酸，又叫「醋魚」。日本稱作サワラ（sawara，鰆），中國則稱馬鮫或鮫魚。屬於鯖科的土魠魚，水分比鯖魚來得多，且肉質更軟嫩，主要料理方式為燒烤、燉或油炸。因為不太有腥味，可連皮一起切

成生魚片享用。油脂豐富、味道溫和並具香氣，搭配有嚼勁的魚皮一起吃，更增添口感。土魠魚為青背魚，含有豐富的 EPA、DHA 等不飽和脂肪酸，能預防動脈硬化、腦中風、生活習慣病等，並含有大量能降血壓的鉀。

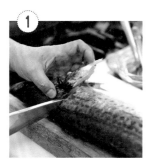

① 剖開魚肚，將內臟去除乾淨後，把魚頭斜切下來。

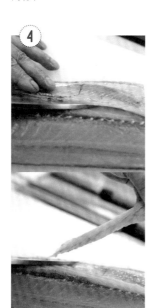

② 將原本魚頭的部分朝右，肚子朝向前方擺放，由上往下劃刀，需深至中間大骨為止。

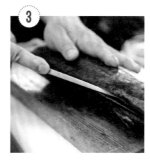

③ 將原本魚頭的部分朝左，背部朝前方擺放，在背鰭的上方劃刀，要深至中間的大骨頭為止，將魚肉切下。

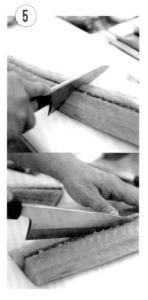

④ 另一邊也用相同方式，將魚肉分切下來並去除腹骨。

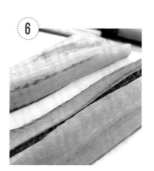

⑤ 將切下的魚肉橫切剖半，分成前段和後段，再將前段分切成背肉和肚肉。

TIP

魚的身形大，各個部位的魚肉，味道也會有差異，建議分切後，感受其不同的風味。

⑥ 分切背肉和肚肉時，將中間的大魚刺切下。

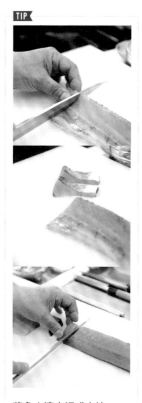

TIP

將魚肉連皮切成小塊
靠近刀柄的刀面，先斜放在魚肉上，再一邊拉動刀子、一邊切。最後切到魚皮時，刀子要呈直角。

鮟鱇魚
>>> MONKFISH

學名
Lophiomus setigerus

分布
韓國、日本、東海、西太平洋

挑選方法
魚肉扎實且外觀為黑色，大小為六至七公斤最為美味。

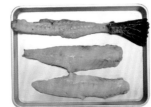
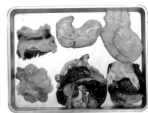

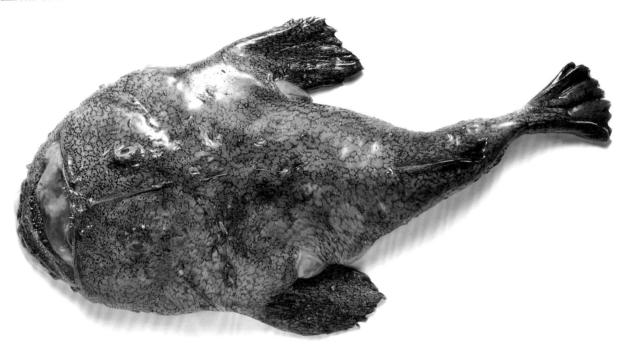

有著一張大嘴，看似什麼都能吃的樣子，韓文的鮟鱇魚（아귀）便有「餓鬼」之意。鮟鱇魚頭上的背鰭有根刺，會像釣竿一樣晃動，能吸引魚類過來，再將其吞食。《茲山魚譜》裡便提到這種習性，並以釣絲魚來命名，有「釣魚的魚」之意。
日本稱作アンコウ（ankou，鮟鱇），有從容釣魚之意；中國則叫鮟鱇魚。

鮟鱇魚長得凶狠又難看，過去通常會丟掉不食用，現在則因為其特有的 Q 彈口感和鮮味，會用來煮湯、燉煮、蒸或水煮。除了背鰭，魚肉、魚肝、鰓、魚卵、胃、鰭等皆可食用。魚肝有豐富的維他命 A，口感柔軟與香味佳，在日本，鮟鱇魚肝比魚肉更受歡迎。

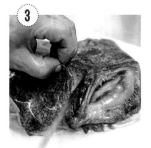

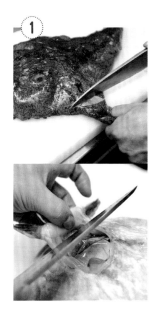

去除兩側的鰭，再翻面將腹鰭一併去除。

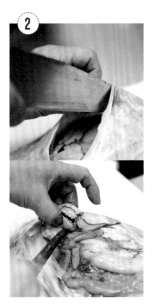

剖開魚肚將內臟取出，需注意不要損傷到魚卵。

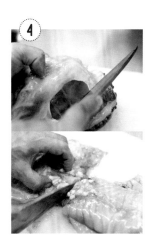

沿著大嘴劃刀，用手將魚皮撕下。

TIP

這時將魚尾部分的鰭去除，會更方便處理。

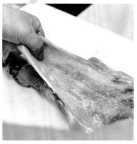

將魚嘴的關節和頸骨關節切斷，分離頭部和身體。

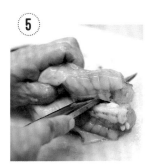

從魚頭到魚尾，將身體部位一次切開，分切出骨頭和魚肉。

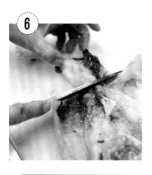

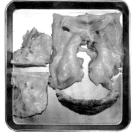

將鰓和魚頭分離，去除掉眼睛後，切成適口大小。

繁星糯鰻
>>> COMMON CONGER

學名
Conger myriaster

分布
韓國、日本、東海

挑選方法
挑選黏液多且滑溜，以及眼珠清澈的鰻魚。

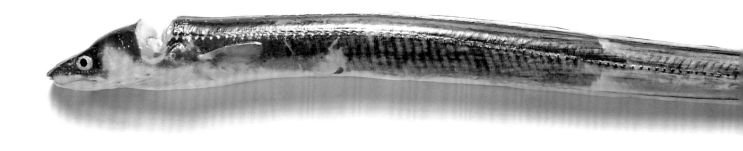

繁星糯鰻指的是「海裡的鰻魚」，學名中的「Conger」，是從希臘語中有「挖洞的魚」之意的「Congros」演變而來；日本稱作マアナゴ（maanago，真穴子）。不像海鰻有尖銳的牙齒，繁星糯鰻的魚嘴短鈍。

產季為夏季，含有蛋白質和必需胺基酸，對身體虛弱的人相當有益，尤其含有大量維他命 A，有助於提升視力。《茲山魚譜》中提到，「眼大且腹中墨黑極為美味。」可做成生魚片或燒烤，還可將龍骨油炸，或是煮湯享用。繁星糯鰻的血帶有些許毒性，做成生魚片時，一定要放血並清洗乾淨。

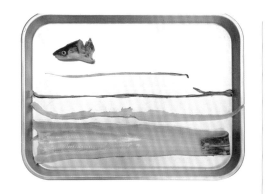

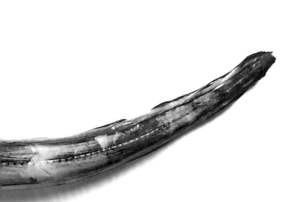

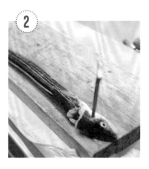

原本魚頭的部分朝右擺放，以錐子插好固定。

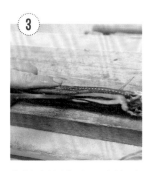

將背部朝前方擺放，從魚鰭下方劃刀，並用左手抓好鰻魚，沿著中間的大骨切開。

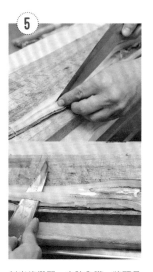

剖半後攤開，去除內臟。將頸骨的關節切斷，從骨頭下劃刀，再往魚尾方向切開，去除骨頭。

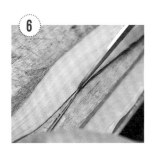

切下魚頭後，將刀鋒豎起，先將尾鰭切下，再切下背鰭。

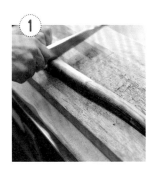

用刀子在魚頭劃一刀，放好血備用。從魚頭往魚尾方向，用刀子將黏液刮除。

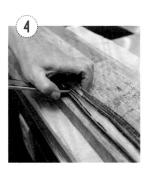

在大骨三角形末端處，將左手拇指靠在刀背上，改變握刀的方法，繼續切開至尾部。

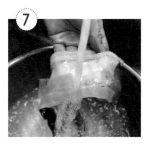

由於鰻魚的血帶有少許毒性，要放到流水下清洗乾淨。

虎河豚

>>> TIGER PUFFER

學名
Takifugu rubripes

分布
韓國、日本、臺灣、中國

挑選方法
選擇外皮有光澤且肉質扎實者為佳。

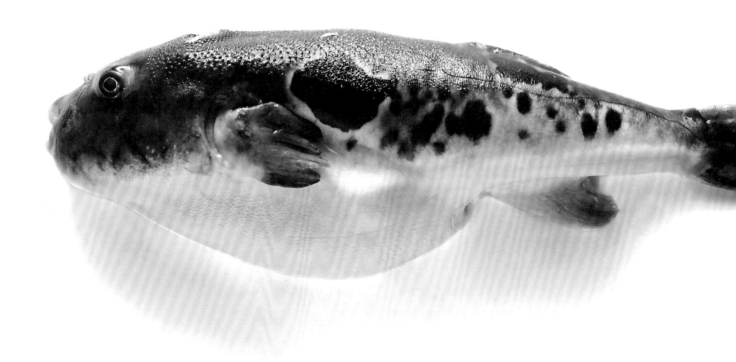

全世界約有一百二十多種河豚，可食用的河豚包括紅鰭東方魨、暗紋多紀魨、黃鰭東方魨、月尾兔頭魨、虎河豚等，其中等級最高的，就是紅鰭東方魨和虎河豚。英文名稱為 Tiger Puffer，意指帶有虎斑，日本則叫做トラフグ（torafugu，虎河豚）。

產季為冬天的河豚，有豐富的肌苷酸、胺基酸和牛磺酸等，比其他魚類更鮮甜，並有 Q 彈的口感，可以做成生魚片、湯品或燒烤。魚皮主要會汆燙食用，魚鰭泡酒則能散發香氣。由於含有河豚毒素（Tetrodotoxin），需小心食用。不同魚種，毒素有所差異，但以卵巢中最多，然後依序是肝、內臟、魚皮，處理時要多加注意。

● 處理河豚

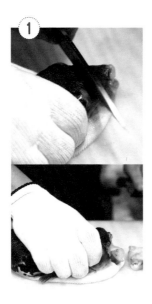

先在河豚嘴巴和眼睛之間的兩側劃刀，再將刀子放在鼻尖下方，由上往下切。

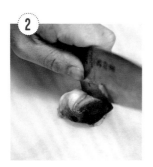

處理切下的部分，在牙齒之間劃刀，分切並攤開後，將裡側的黏膜去除。

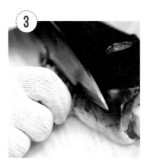

切下河豚的背鰭、腹鰭和胸鰭。

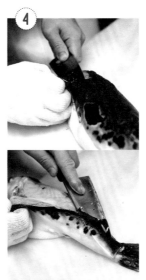

將河豚橫躺、側面朝上，刀刃朝上，從胸鰭到魚尾方向深深地劃刀，切開魚皮；另一邊也用相同方式劃刀。

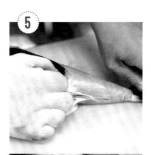

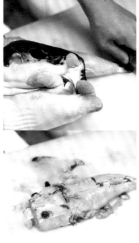

將劃好刀紋的魚皮，從魚尾往魚頭方向拉，使其和魚肉分離。

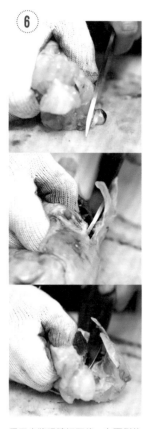

⑥

用刀尖將眼睛切下後，在兩側的小下巴骨和大下巴骨劃刀。

⑦

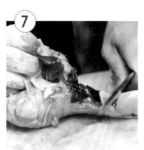

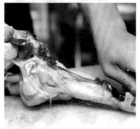

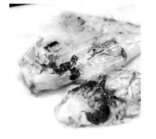

切斷連接鰓的部分後，在薄膜上劃刀，將內臟拉出來。

⑧

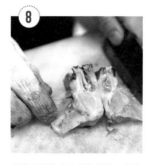

切斷魚頭和肉連接的部分，剖半後，將殘留的黏膜或內臟挖乾淨。

⑨

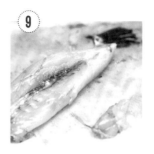

在魚身的兩側劃刀，將中腹肉分切下來。

TIP

若要做成生魚片的話，以這個狀態熟成二十四小時後，再從魚頭到魚尾一次分切下來即可。

⑩

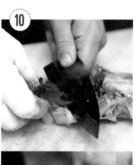

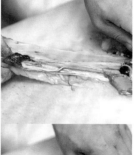

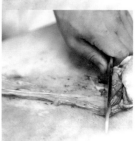

在步驟 7 取下的內臟部位中，去除鰓、小刺和黏膜後，再將頰骨剝下。

處理魚皮

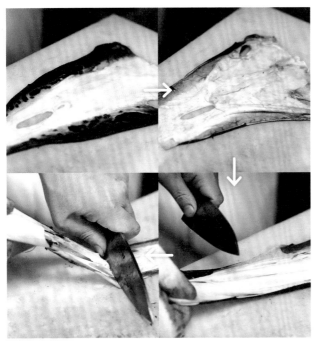

1. 將魚皮內側的薄膜（內皮）和魚皮分離。
2. 魚皮緊密地貼在砧板上，將刀子上下移動，去除表面的刺。
3. 放入煮滾的鹽水中稍微汆燙，較厚的魚尾先放入，再將整張放入。
4. 魚皮變透明後，取出泡入冰塊水中，用手將黏液搓洗乾淨。
5. 分離出來的膜，也用相同方式汆燙。

處理魚鰭

1. 將魚鰭的黏液洗淨後，再完全乾燥。
2. 將乾燥的魚鰭烤過，放入清酒中，做成河豚鰭酒，或當作裝飾。

可食用的部位

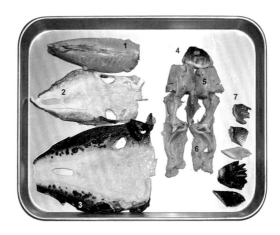

1.魚肉 2.內皮 3.魚皮 4.魚嘴 5.下巴骨 6.頰骨 7.魚鰭

不可食用的部位

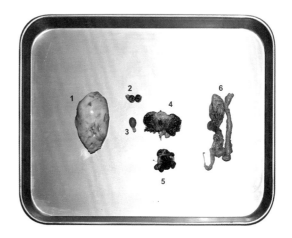

1.肝 2.眼 3.膽囊 4.魚鰓 5.胃臟 6.黏膜

烏魚

>>> MULLET

學名
Mugil cephalus

分布
全世界的熱帶與溫帶海洋

挑選方法
整體顏色鮮明，背部為青灰色，魚肚為銀白色為佳。

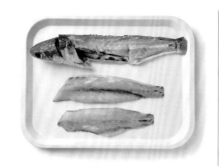

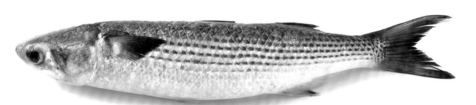

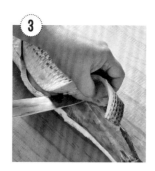

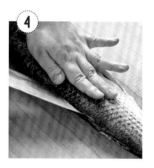

在背部和魚肚劃刀，盡量將刀子貼近，要能聽到中間的大骨頭被刮到的聲音，將魚肉分切下來。

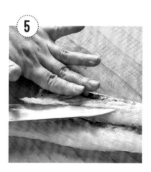

將魚翻面，在背部和魚肚劃刀，刀子要貼近中間的大骨，將魚肉分切下來。

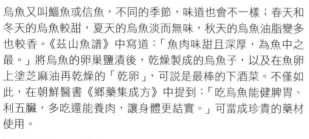

從魚尾往魚頭方向，用刀子刮除魚鱗。

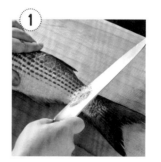

用剪刀將魚鰭和魚尾剪下。

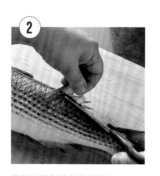

將原本內臟位置的腹骨部位去除。

烏魚又叫鯔魚或信魚，不同的季節，味道也會不一樣；春天和冬天的烏魚較甜，夏天的烏魚淡而無味，秋天的烏魚油脂變多也較香。《茲山魚譜》中寫道：「魚肉味甜且深厚，為魚中之最。」將烏魚的卵巢鹽漬後，乾燥製成的烏魚子，以及在魚卵上塗芝麻油再乾燥的「乾卵」，可說是最棒的下酒菜。不僅如此，在朝鮮醫書《鄉藥集成方》中提到：「吃烏魚能健脾胃、利五臟，多吃還能養肉，讓身體更結實。」可當成珍貴的藥材使用。

新鮮的烏魚可做成生魚片，還可做成湯鍋、鹽烤或煎餅等。肉質 Q 彈，非常適合做成魚肉餃子或魚膳[2]。此外，由於油脂少，清蒸時能均勻入味，幾乎沒有腥味。

[2] 將黃瓜、胡蘿蔔、香菇、石耳菇等切絲炒過，搭配好顏色放在魚塊上，再撒上澱粉去蒸的料理。

鯽魚

>>> CRUCIAN CARP

學名
Carassius carassius

分布
韓國、日本、臺灣、中國、西伯利亞

挑選方法
背上有一道褐色的凸起，魚肚上為銀白色並帶有淺黃色為佳。

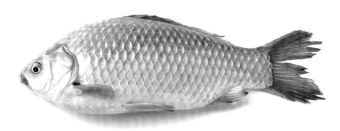

特徵是魚頭部分短、眼睛小且魚嘴厚，鯽魚是屬於鯉科的淡水魚，廣泛分布於全世界。對於環境的適應力強，在汙染嚴重的河川裡也能生存，又稱作鮒魚。因其帶有淡藍色，在《東醫寶鑑》中，便稱其為青長魚。

鯽魚含有豐富的優質蛋白質，脂肪少、不飽和脂肪酸卻很多，有益於高血壓和動脈硬化等心臟疾病患者。主要料理方式為蒸和燉，由於是淡水魚，土味和腥味較重，以清水去掉淤泥後，泡入食醋中，不但能去除腥味，還可讓魚肉更扎實並軟化骨頭。

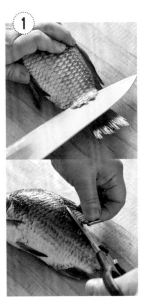

從魚尾往魚頭方向，用刀子刮除魚鱗，再用剪刀將魚鰭和魚尾全部剪下。

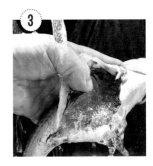

剖開魚肚取出內臟，並用刀子將附著在中間骨頭上的血塊刮除。

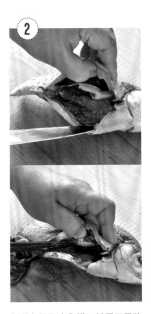

放到流水下沖洗，將血塊完全清洗乾淨。

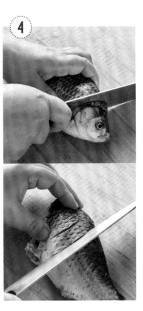

切下魚頭，在魚身上以斜四十五度角，劃下深深的刀紋，再翻到另一面，用相同方式劃刀紋。

泥鰍
>>> WEATHERFISH

學名
Misgurnus mizolepis

分布
韓國、中國、臺灣

挑選方法
選擇活蹦亂跳且圓潤肉多，表面帶有油潤感的較美味。

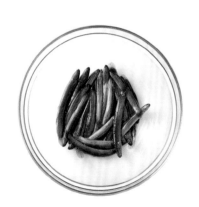

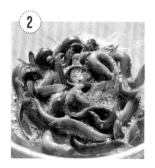
將泥鰍互相搓揉，以去除黏液並吐出淤泥。

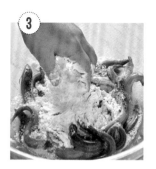
放入適量麵粉，用手抓拌。

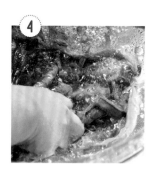
用流水清洗乾淨。

泥鰍為淡水魚，棲息於池塘或田埂等有泥土的地方。《東醫寶鑑》中稱作鰍魚，《蘭湖魚牧志》中則稱其為泥鰍。有豐富的蛋白質、必需胺基酸、各種礦物質和維他命，一直以來都是很好的補品，優質蛋白質容易消化吸收，又有豐富的維他命 A，能改善夜盲症。《本草綱目》中記載：「能暖中益氣，醒酒補精力，解消渴。」

韓國最具代表性的泥鰍料理，就是泥鰍湯，由於加入整隻泥鰍，有益於鈣質的攝取。料理泥鰍最重要的，就是去除土味和腥味，先泡入清水中一天左右，取出後再撒上鹽並蓋上蓋子，將泥鰍互相搓揉去除黏液並吐出淤泥，或是利用花椒去除腥味也很有效。

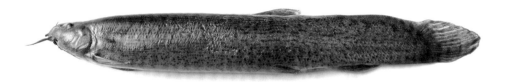
將泥鰍裝入碗中，撒上鹽後，將蓋子蓋上，靜置三十分鐘以上。

冷凍鮪魚的解凍法

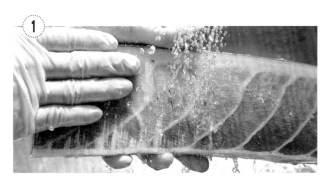

①

由於冷凍鮪魚是整塊分切，因此會留有細碎骨粉，需先用水將雜質沖洗乾淨。

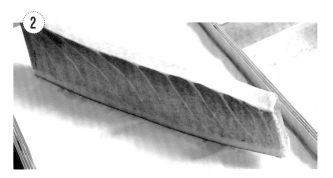

② **放置室溫下解凍** 直立放在吸水紙上，於室溫下靜置兩小時左右。接觸到空氣後，魚肉會變成更深的鮮粉紅色。

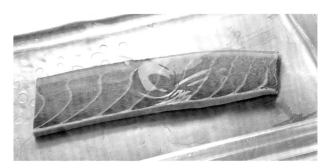

泡鹽水解凍 如果要馬上使用，建議泡鹽水解凍。製作和海水相同鹽度的三％鹽水，再放入鮪魚，約一小時就能解凍完成。

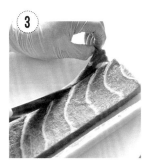

③

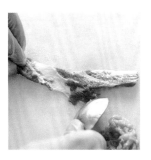

處理解凍好的前腹段 先將魚皮薄薄地切下，接著去除脂肪層，下方筋的部位也以長條狀切下。

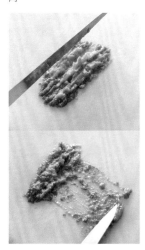

用湯匙刮下附著在脂肪層上的魚肉。

使用刀刃剁碎時，由於筋已被切斷，以刀背剁完魚肉後，將肉末鋪開，再把鮪魚筋挑出來。

TIP

切碎的鮪魚肚肉一旦與氧氣接觸，很快就會氧化，保存時需在盤子上薄薄鋪開，再包上保鮮膜，就能維持原來的顏色。此時加入大蔥、山葵、醬油混合，就能做成蔥花鮪魚肚（日文寫成ねぎとろ）。

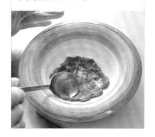

④

解凍完成後，用可吸收水分和血的吸水紙捲起，再放入冰箱冷藏保存。

貝類的處理步驟

BASIC 1 清洗貝類表面

魁蛤、鮑魚或淡菜等，表面上會有較多苔蘚之類的雜質，要使用刷子或菜瓜布搓洗乾淨。

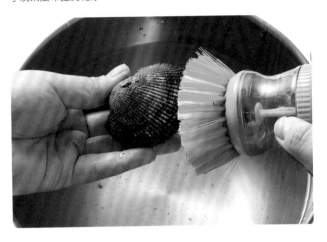

BASIC 3 挖出貝肉

如果料理只會用到貝肉的話，必須以專用刀子取出貝肉。貝類放在左手上，將刀子淺淺插入貝殼之間，再撬開縫隙，此時切開貝柱、取出貝肉，並與外殼分離。

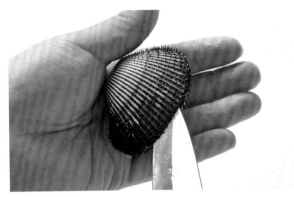

BASIC 2 吐沙

像河蜆等在河裡生長的貝類，以及在淡水或海水生長的貝類，烹調前都要泡入鹽水吐沙。製作鹽度三％的鹽水，放入貝類，再置於陰暗處約六小時。營造出如同海中的漆黑環境，就能輕鬆讓貝類裡的沙子吐淨。

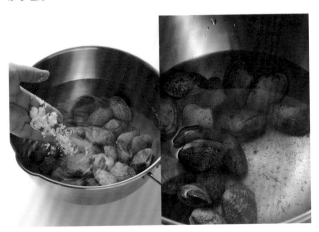

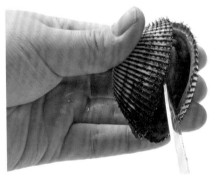

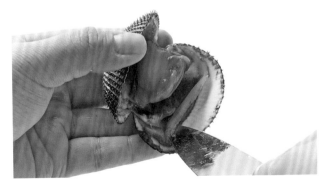

各種貝類的處理法

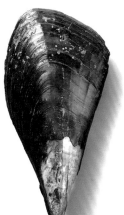
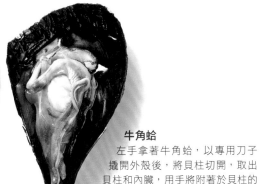

象拔蚌
有著往外伸的黑色虹管,末端偶爾會有刺松藻,日本稱作ミルクイ(mirukui),有食用刺松藻的貝類之意。將外殼和貝肉分離後,再把附著於貝肉上的貝柱、虹管、外套膜一一分開,接著去除內臟,並剝除吸水管和外套膜的黑色外皮。將虹管劃上直切的刀紋後攤開,最邊緣則切除乾淨。

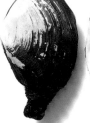
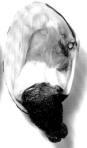

牛角蛤
左手拿著牛角蛤,以專用刀子撬開外殼後,將貝柱切開,取出貝柱和內臟,用手將附著於貝柱的內臟分離,並去除貝柱周圍的薄膜。

北寄貝
將北寄貝稍微汆燙,即可當成壽司的材料,或是烤過再食用。將貝殼和貝柱分離,取出貝肉,切下長得像嘴喙的黑色部分,附著於外套膜的貝柱另外擺放。去除貝肉的內臟後,稍微汆燙就會變成紅色。

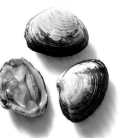

中華馬珂蛤
有著黃褐色的外殼,又稱作西施舌或黃蛤。貝柱帶有甜味,雖然不大但售價昂貴。先將貝柱從貝肉上分離,去除雜質和薄膜,接著去除貝肉中的內臟,稍微汆燙後,再於流水下清洗,去除殘留的雜質。

魁蛤
可生食或燒烤。以專用刀子插入貝殼間,將貝柱分離並取出貝肉;外套膜不要丟棄,去除上面的薄膜後,可做成壽司。在厚實的貝肉上劃刀,往兩側展開後,去除附著的內臟。最後將貝肉和外套膜用鹽搓揉,以去除黏液,清洗後劃上刀紋再品嘗。

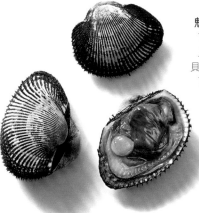

中蛤(白蛤)
春季生產的貝類,棲息在南海和西海一帶,常會用來煮成清湯。將外殼側邊絞合處切下,以專用刀子將貝柱和貝肉分離。用竹籤將脣瓣部位串起,用流水沖洗後再稍微汆燙。將汆燙過的貝肉切半,並取出內臟。放入調味汁中醃漬後,可當成壽司的材料。

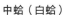
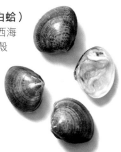

鮑魚
>>> ABALONE

學名
Haliotis discus

分布
韓國、日本、中國、美國、墨西哥、南非、澳洲、紐西蘭

特徵
在橢圓形的外殼上，有著能呼吸並清出排泄物的孔洞，還會有藤壺科動物或海藻類附著在外殼上生長。品種包含黑盤鮑、盤鮑螺、皺紋盤鮑、九孔、粗紋九孔等。

挑選方法
外殼上有海藻附著的為自然產。挑選鮑魚殼外側與鮑魚肉的部分，沒有瑕疵破損者為佳。

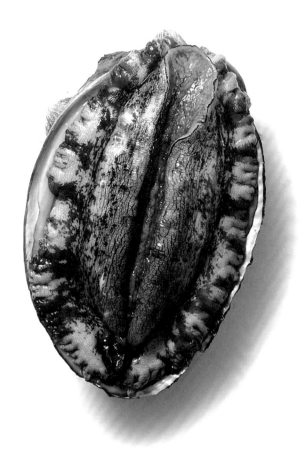

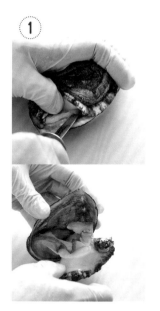

以專用刀子插入貝殼裡側，切開貝柱，並將鮑魚肉與外殼分離。

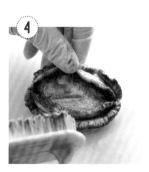

將內臟和嘴去除乾淨。

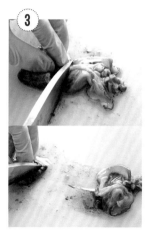

內臟旁帶有苦味的膽囊，最好一併去除。

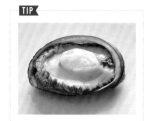

利用刷子將黏液、雜質、沙子、苔蘚等清除乾淨。

TIP

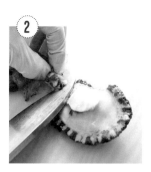

蒸鮑魚時，為了完整保留其美味，建議將外殼中的鮑魚肉翻過來，或是用昆布鋪底、取代外殼。

海螺

>>> MUREX

學名
Chicoreus asianus

分布
印度洋、西太平洋

特徵
可分成堅硬外殼上有著長角的「角蠑螺」，以及無角且開口較寬的「蠑螺」。一般外殼高度約為十公分，由石灰質所構成。只吃褐藻類的海螺，外殼呈黃色；而會吃石灰和紅藻類的海螺，外殼則為綠褐色。

挑選方法
確認是否有因死亡過久，而出現的腐敗味道。

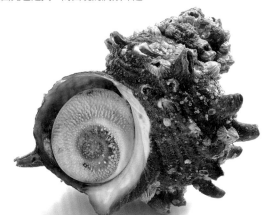

煮過再處理的方法

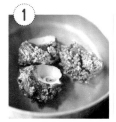

TIP
如果水滾後才放入海螺，螺肉會蜷縮得更嚴重，因此要從冷水就開始煮。

在鹽度為 1.5% 的冷鹽水中，放入海螺煮約 10 分鐘。

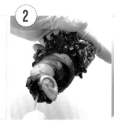

以牙籤往內插，將螺肉連同內臟一起慢慢轉出來。

用手摘掉圓形殼蓋，並去除連著螺肉的牙齒和內臟。

生海螺處理法（生魚片用）

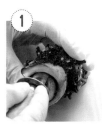

將專用刀從外側往內插入，稍微用力將螺肉挖出。

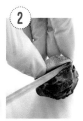

摘掉附著在螺肉上的殼蓋，並去除內臟。

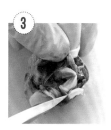

在內臟那一側劃刀，以去除牙齒。

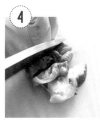

用水洗淨後，切成適當厚度。

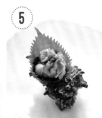

將紫蘇葉鋪在外殼上，放上海螺肉即完成。

TIP

海螺牙齒上的唾腺，具有毒素四亞甲基二碸四胺（TETS），會引起腹痛和暈眩症，一定要去除。

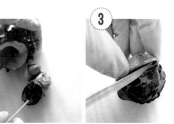

軟絲仔
>>> BIGFIN REEF SQUID

學名
Sepioteuthis lessoniana

分布
韓國、日本、阿拉斯加、加利福尼亞州等太平洋北部

特徵
身形類似烏賊，但軟絲仔沒有硬鞘（骨頭）。有著長長的鰭，約占身體長度的九〇％。平均長度為四十公分，重量超過兩公斤，雌性身體上有隱約的白點，雄性則有短短的白線，死亡後這些花紋都會消失，而變成半透明的白色。

挑選方法
外皮沒有傷口，而眼睛有光澤者為佳。
最好挑選腳上吸盤完整未脫落的軟絲仔。

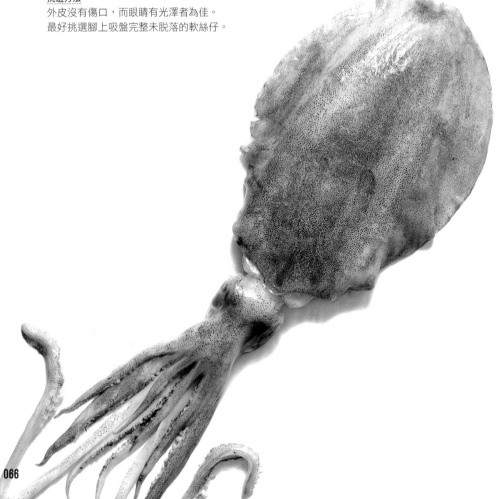

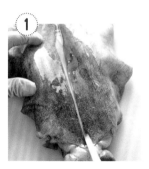

背部摸起來較硬的外皮部分，在中央劃刀。

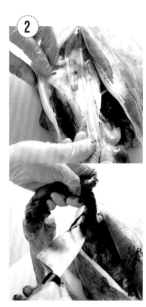

仔細將劃刀的部分打開，去除墨囊和內臟。

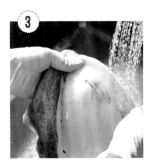

③

將原來連接內臟的部分洗淨。

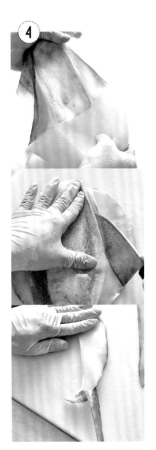

④

剝除背部的外皮，以刀子將肉鰭分切下來，再用相同方式剝除肉鰭外皮。

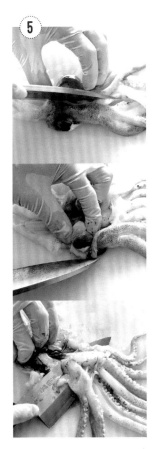

⑤

將兩個眼睛切下，並要避免眼睛的墨汁噴出來。

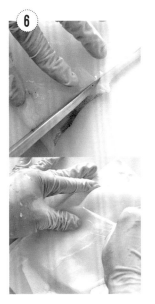

⑥

剝除軟絲仔身體上透明的薄皮。

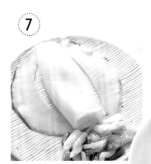

⑦

再依照用途分切使用。

RECIPE

軟絲細工壽司

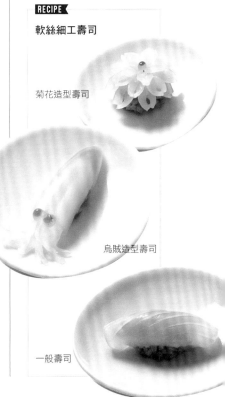

菊花造型壽司

烏賊造型壽司

一般壽司

烏賊

>>> CUTTLEFISH

學名
Sepia officinalis

分布
韓國、日本、澳洲北部

特徵
帶有石灰質硬鞘（烏賊骨，Cuttlebone），肉質厚實，身體為灰褐色，特色是有兩隻腳特別長。

挑選方法
呈現明亮白色者為佳，肉質則要厚實。

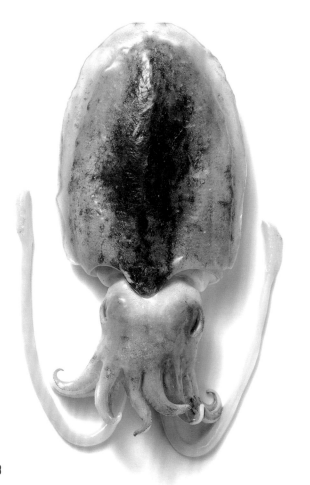

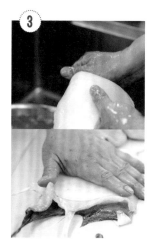

去除中間的硬鞘。將肉鰭那一側朝下放，稍微用力往下拉，硬鞘就會露出來。

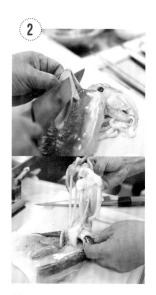

劃刀切開後，取出內臟，注意不要弄破墨囊。新鮮烏賊的內臟，處理後也可以食用。

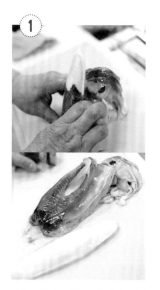

用水沖洗乾淨後，剝除外皮。烏賊有外皮和內皮，先剝下外皮，在裡側的肉下方劃刀，再翻面將白色內皮剝除。

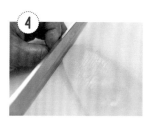

在烏賊肉上劃刀紋後再使用；只要利用刀子本身的重量輕輕劃刀即可。

TIP

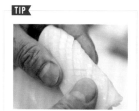

刀紋可分為劃成細密的斜線，以及細密的交叉紋路兩種方式。交叉刀紋會讓口感更軟嫩。

長腕小章魚
>>> LONG ARM OCTOPUS

學名
Octopus minor

分布
韓國、中國、日本等東亞沿海

特徵
身長三十公分左右，比章魚小。有八隻腳，身體表面滑溜且呈
灰色，受外部刺激時，會變成暗紅色。

挑選方法
選擇吸盤小、按壓時有扎實感，以及身體色澤呈灰白或灰色、
腳細者為佳。

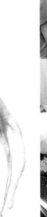

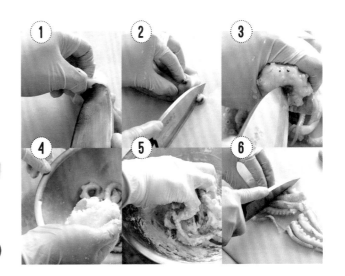

短爪章魚
>>> WEBFOOT OCTOPUS

學名
Octopus ocellatus gray

分布
韓國、日本、中國、印度、太平洋沿岸

特徵
身長十二公分左右，屬於中型的章魚類。整體呈淡黃褐色，在
腳和眼睛之間的兩側，帶有金黃色的圓形花紋。

挑選方法
選擇墨囊完整，整體顏色較深者為佳。

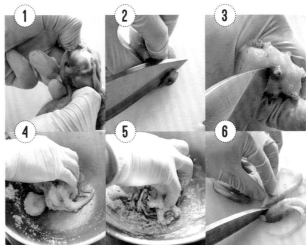

長腕小章魚＆短爪章魚的處理法

1. 翻開頭部，切斷連接墨囊和內臟的肌肉，再用手拉出墨囊和內臟，並清除乾淨。
2. 將頭部往腳的方向翻折，用力將眼珠擠出，再以刀子切除。
3. 將腳往頭部方向翻折，露出牙齒，並用刀子切除。
4. 用水洗淨章魚，加入鹽搓揉，去除吸盤之間的雜質。
5. 將鹽分沖洗乾淨，撒上麵粉再次搓揉，以去除黏液和其他雜質。
6. 可依照用途，分切使用。

TIP
以綠茶水稍微汆燙，能去除腥味並讓顏色更鮮
明。此外，做成熱炒料理時，不要讓烏賊出太
多水，只要稍微拌炒，就能防止肉質變韌。

普通章魚

>>> OCTOPUS

學名
Octopus vulgaris

分布
全世界溫帶、熱帶海域

特徵
最大可生長至一‧三公尺長、十公斤重,在暗褐色的身體上,帶有褐色、黃色、青色的小斑點。有八隻腳。

挑選方法
吸盤大、肉質有彈性,帶紫紅色者為佳。
眼睛最好呈黑色且清澈鮮明。

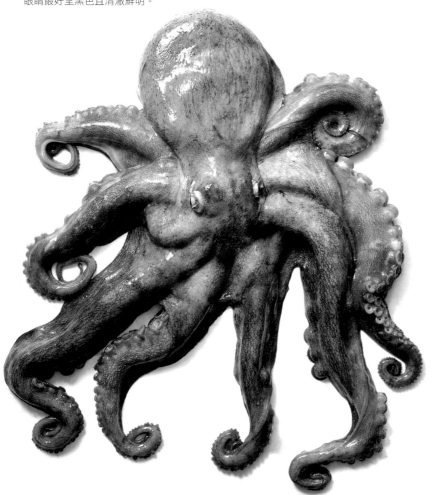

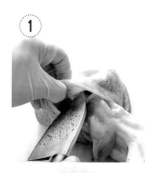

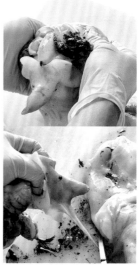

將章魚的頭部往外翻,切斷附著於頭部和內臟的肌肉,並取出內臟。

TIP

將活的章魚頭部往外翻,章魚會變得遲鈍,就比較容易處理。

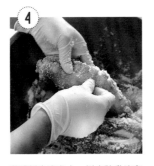

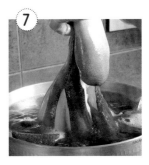

將鹽撒在章魚上，以去除黏液和吸盤的雜質，再用冷水沖洗數次，將黏液洗淨。

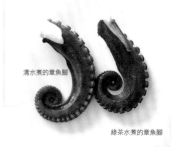

用棉布蓋在章魚腳上，以木棒輕輕敲打，注意不要太過用力，以免外皮損傷。

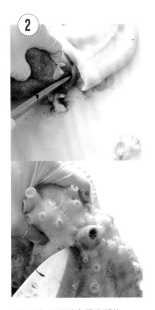

用刀子切下眼睛和牙齒部位。

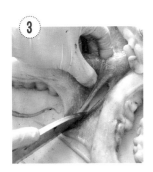

切開每隻腳之間連接的薄膜，將其一一分離。

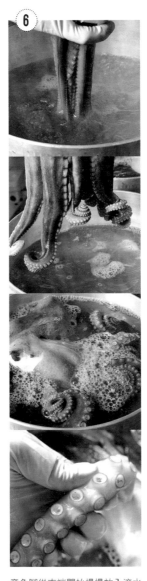

章魚腳從末端開始慢慢放入滾水中，再拿起來，以固定形狀。如果一次放入整隻章魚，就無法汆燙出漂亮的形狀。燙好的章魚腳泡入冷水中，洗淨吸盤上殘留的雜質。

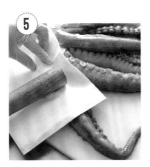

在 3 公升的水中，加入綠茶 10 克、蘿蔔 200 克煮滾，快要煮沸之前，放入章魚並蓋上料理用紙，30 分鐘後，戳刺章魚腳以確認軟硬度。如果想要軟一點的口感，可繼續多煮 10 分鐘。將煮好的章魚放在篩子上過濾水分，並維持原來的形狀放置冷卻。

TIP

● 煮的時候，要仔細撈除浮起的泡沫，才能使煮好的章魚表面維持乾淨。

● 保存煮過的章魚時，先切下章魚腳，用鋁箔紙包起來，再放入冰箱冷藏。

為何要用綠茶煮章魚？

將章魚放入綠茶水中煮的話，綠茶含有的單寧酸成分，會與章魚的蛋白質結合，使其呈現漂亮的紅棕色。

清水煮的章魚腳

綠茶水煮的章魚腳

牡丹蝦

>>> HUMPBACK SHRIMP

學名
Pandalus hypsinotus

分布
韓國、日本、千島群島、阿拉斯加州、白令海、阿留申群島、堪察加半島、鄂霍次克海、加利福尼亞州

特徵
身長可達二十至二十五公分。生食才能感受其軟嫩的口感，加熱後組織會變鬆散，反而不那麼美味。

挑選方法
外殼堅硬且顏色鮮明者較為新鮮。

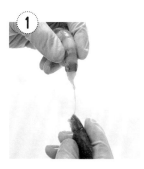

將蝦頭分離時，一併挑出內臟。

TIP

記得蝦頭不要一次剝除。先將蝦頭折斷，再慢慢分離，就能連同蝦身的內臟一起去除。

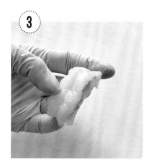

從蝦背上劃刀，將蝦肉剖開。

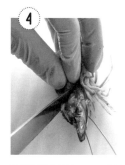

將蝦頭放入鹽度 1.5% 的熱水中氽燙，斜斜切下眼睛和蝦嘴所在部位，裹粉後油炸。

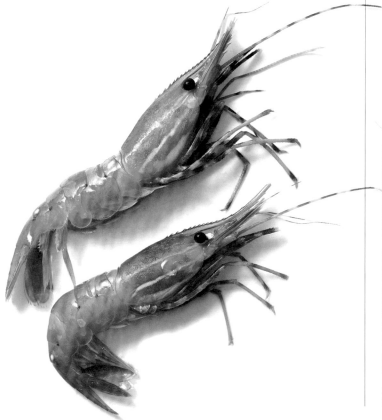

剝除蝦頭外殼，蝦嘴也一併去除，再切掉尖銳的蝦腳末端。

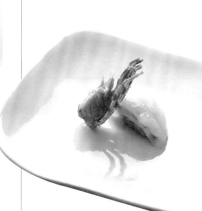

牡丹蝦壽司搭配炸蝦頭。

日本對蝦

>>> KURUMA SHRIMP

學名
Marsupenaeus japonicus

分布
韓國、日本、臺灣、菲律賓、斐濟、東非等印度洋、太平洋、地中海地區

特徵
身長可達二十五公分。夏天為產卵期，秋天最肥美，天氣愈冷，釋放甜味的甘胺酸就會增加，讓味道變得更鮮美。

挑選方法
放得愈久，表面就會愈軟，因此要選擇外殼較硬的。
仔細觀察外殼表面是否滑溜，觸鬚或腳是否完整。

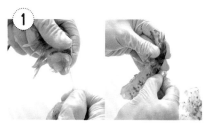

生蝦的處理法

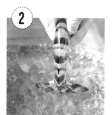
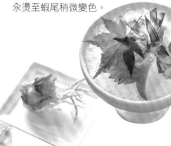

蝦頭和蝦身分離時，將內臟一起挑出來。保留尾部最後一節蝦殼，其他全剝除。

永燙至蝦尾稍微變色。

將蝦尾切成斜線，展開後就會呈現漂亮的形狀。

將蝦切成三等分，蝦尾那一段輕輕劃上刀紋。

將蝦頭上的蝦嘴和蝦腦部分斜斜切下，裹粉油炸後，搭配享用。

壽司用熟蝦的處理法

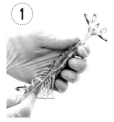
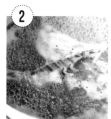
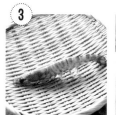
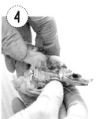
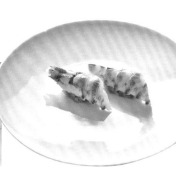

將竹籤插入蝦頭底部（蝦肉和蝦殼之間），直到蝦尾前段。

在 500 毫升的水中，加入鹽 7 克，先將蝦頭部分煮 30 秒，再將整隻放入煮約 1 分 30 秒。

煮好的蝦子放在竹簍上冷卻。如果泡在水中，水分就會滲入蝦子的組織，使得甜度減少。

剝除蝦頭的外殼，蝦嘴也一併去除，切掉尖銳的蝦腳末端，再從肚子那一側切開並去除內臟。

斜切成兩等分後，放在醋飯上即可。

竹蟹

>>> SNOW CRAB

學名
Chionoecetes opilio

分布
韓國的東海、俄羅斯堪察加半島、日本、阿拉斯加、格陵蘭

特徵
有著三角形的身體,以及十隻蟹腳。背部為橘色,肚子則近似白色。以二至三月捕捉到的較美味。

挑選方法
確認腳部是否完整,如果肚子顏色深、帶有黑斑,按壓時觸感硬,就代表有滿滿的蟹肉。

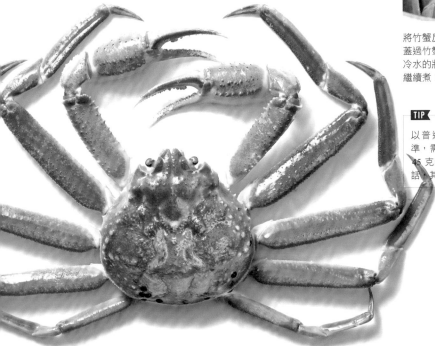

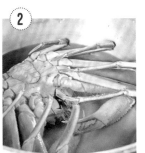

將竹蟹放在流水下洗淨。

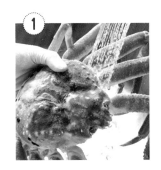

將竹蟹反過來放入鍋中,倒入能蓋過竹蟹的水量,並加入鹽,從冷水的狀態開始加熱,煮沸後再繼續煮 10 分鐘。

TIP

以普通大小的竹蟹1隻為基準,需要使用 3 公升的水和 45 克的鹽。如果用清水煮的話,其美味成分會全部流失。

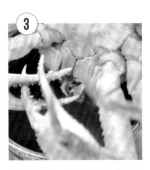

竹蟹煮好後,將蟹嘴部分朝下擺放,以去除蟹身中多餘的水分。

TIP

如果沒有去除水分,打開蟹殼時,內臟中會出現積水。

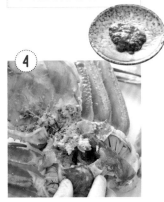

去除水分後,分開背殼,內臟另外擺放。

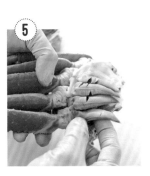

竹蟹的肺中可能會有泥巴或雜質,記得要全部去除。

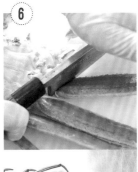

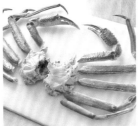

將連接蟹身的腳，全都用刀子分切下來。

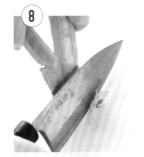

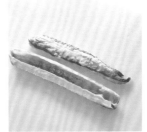

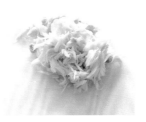

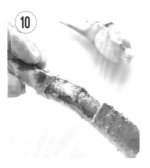

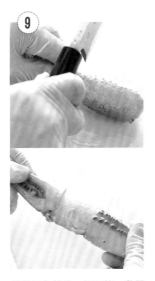

在第二段關節上 1cm 左右的位置劃刀，往右折斷，再將外殼和蟹肉分離。

蟹腳白色部分的外殼，如同片肉一樣，以刀子切下。

抓住蟹腳，以步驟 7 的方式切下關節部分的蟹殼，並將蟹肉分離乾淨。

蟹身不要用刀子切開，用手一節一節撕開，再剝下蟹肉。

以螯足為基準，切下第一段關節，在不動的螯足那一側劃刀，然後往右折斷，再抓著螯足將外殼和蟹肉分離。

RECIPE

蟹味噌

竹蟹的內臟和味噌一樣濃郁，因此在日本便稱作蟹味噌。多做成罐頭販賣，可加入炒飯中，或將內臟、雞蛋和芝麻油拌勻，享用其香醇滋味。加在竹蟹壽司上一起食用，更能感受到濃郁的風味。

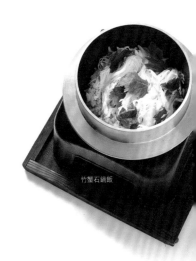

竹蟹石鍋飯

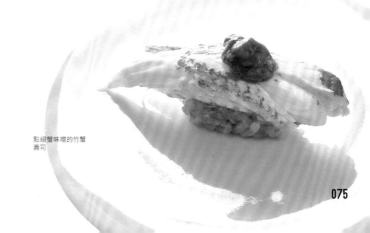

點綴蟹味噌的竹蟹壽司

龍蝦
>>> LOBSTER

學名
Nephropidae

分布
韓國、日本、阿拉斯加、加利福尼亞等太平洋北部

特徵
有著堅硬的外殼，以及五對步足與兩對長觸角。
兩隻螯足差不多等同於身長，並且強勁有力。

挑選方法
外殼堅硬的龍蝦肉質較肥美。從水中取出時，要確認螯足是否會不停揮動。

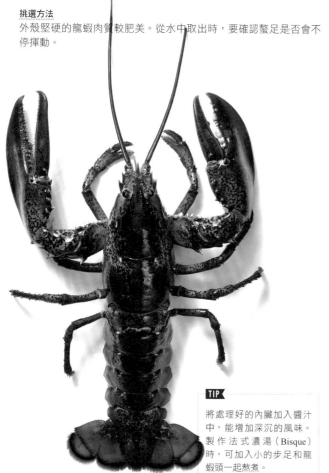

TIP
將處理好的內臟加入醬汁中，能增加深沉的風味。製作法式濃湯（Bisque）時，可加入小的步足和龍蝦頭一起熬煮。

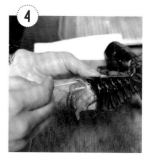

① 抓住螯足部位的關節並扭下，將螯足分開。

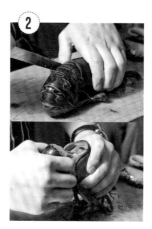

② 沿著龍蝦頭和身體的交界線，以對角線的方式下刀，使其分離。

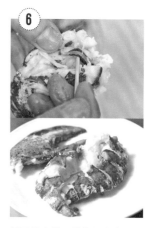

③ 將連接龍蝦頭的小步足往前拉下，並用剪刀將鰓剪下。

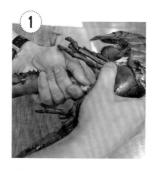

④ 為了不讓蝦身蜷曲，用竹籤從蝦殼下方插入。

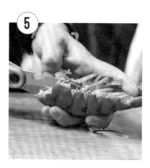

⑤ 將螯足和蝦身放入滾水中，煮好後撈起。將蝦身肚子那一側翻過來，用剪刀從旁邊剪開，以分離蝦殼。

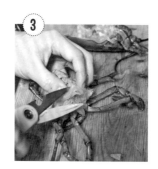

⑥ 剝下蝦肉後，挑掉蝦背上的內臟，螯足也用剪刀剪開，並除去外殼。

海鞘

>>> SEA PINEAPPLE

學名
Halocynthia roretzi

分布
韓國、日本等東亞沿海

特徵
表面有許多疣突。一側有柄；另一側則有能吸水的入水孔，以及噴水的出水孔。透過這兩個孔洞，就能呼吸水中的氧氣。

挑選方法
外皮堅硬且帶紅色為佳。自然產海鞘的疣突比養殖的還大，且顏色較為深紅。六至八月時，味道最好，此時肝醣的含量最高。

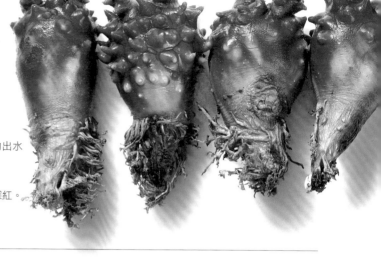

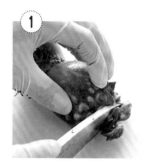

① 用流水清洗後，切下海鞘的氣孔。

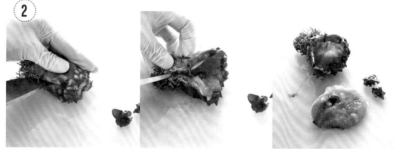

② 從側邊稍微劃上刀紋，再將海鞘展開，取出橘色的肉。

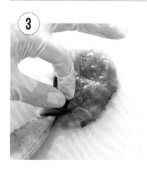

③ 確認內臟中是否有泥土，去除後用水洗淨。

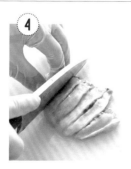

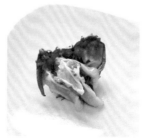

④ 切成適口大小。用刀切下附著在岩石上的柄的部位，將海鞘肉置於外皮中即可上桌。

海膽的性腺處理法

全世界約有八百多種海膽，例如紫海膽、光棘球海膽、北朝鮮馬糞海膽和馬糞海膽等。我們食用的部位並非海膽的卵，而是海膽的性腺；雌性為黃褐色，雄性則是黃白色。六至八月為產季。

紫海膽
最常見的一種海膽，生長於南海，棘刺比光棘球海膽還長，味道柔嫩溫和。

光棘球海膽
生長於東海，棘刺比紫海膽短，整體為圓形。

北朝鮮馬糞海膽
棲息在東海岸北部的深海中，冬季會形成許多性腺，味道甘甜並帶有深沉的鮮味。

馬糞海膽
外形就像熟透的毛栗，主要棲息在東海岸的淺海。性腺為橘色，雖然略帶苦澀，但鮮味豐富。

市面上的木盒海膽，通常會使用明礬來維持海膽的形狀，使其稍微硬一點，並讓顏色更鮮明，不過會產生悶臭的味道，需要清洗過再食用。

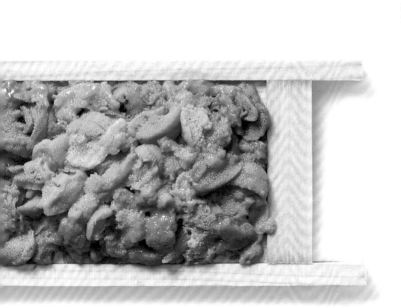

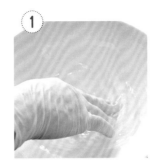

將鹽 15 克加入 500 克的水中攪拌均勻。

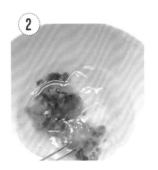

將海膽卵放入鹽水中，輕輕漂洗過，此時加入 2～3 顆冰塊降溫，就能維持新鮮的狀態。

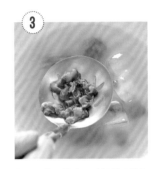

仔細用篩子過濾，確認是否還有雜質。

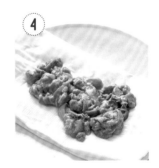

海膽放在廚房紙巾上吸乾水分，再放入冰箱冷藏保存。

鹽漬海蜇皮處理法

一般會將海蜇皮鹽漬後販售，用來製作料理時，要將鹽分
充分去除再使用。

材料
海蜇皮 1kg、柴魚高湯 500ml、味醂 90ml、
薄口醬油 80ml、蘋果醋 360ml、鹽 2t、砂糖 96g

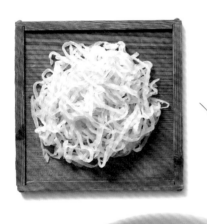

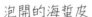
泡開的海蜇皮

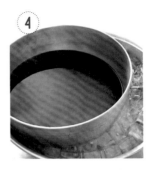

1 將海蜇皮盛裝在流動的水中，充
分去除鹽分。

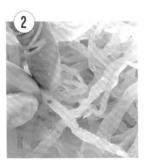

2 瀝乾水分後，放在砧板上鋪開，
並去除黑色的雜質。

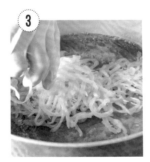

3 將海蜇皮放入滾水中稍微汆燙。

TIP
如果是要將海蜇皮拌入醬料再
使用，稍微汆燙後，口感才會
軟嫩。若是要泡醋水再使用，
就必須完全煮透。

4 將柴魚高湯、味醂、薄口醬油、
鹽、砂糖混合，煮滾後關火，再
加蘋果醋。馬上放入裝了冰塊和
水的盆中隔水冷卻，酸味才不會
揮發。

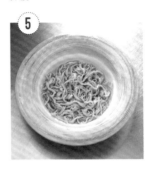

5 在汆燙並去除水分的海蜇皮中，
加入一些 4 的調味液，稍微醃
漬。

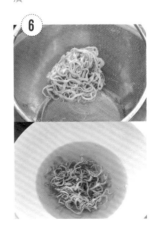

6 將 5 過篩，再把剩下的調味液倒
入海蜇皮中，泡一天左右再使用。

海參

>>> SEA CUCUMBER

學名
Holothuroidea

分布
全世界

特徵
身體為長圓筒狀，並有凸起的疣突。海參可分成綠海參、黑海參和紅海參。黑海參和綠海參是吃泥土中的有機質，紅海參則是吃紅藻類。初夏為產卵期，產卵後的秋、冬兩季所捕捉到的海參最美味。海參的耐鹼性弱、容易溶化，而在酸中就會變硬。

挑選方法
如果是水族箱裡的海參，以附著在玻璃壁上的較有力。
摸起來硬硬的海參，比較新鮮。

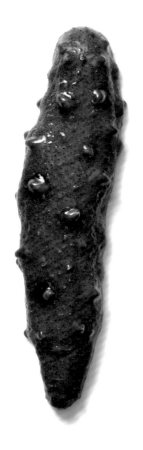

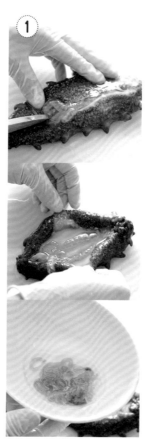

在肚子劃上直切的刀紋，掀開後取出內臟，內臟另外擺放。

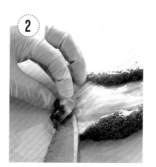

去除兩側末端的嘴和肛門。

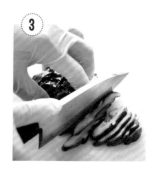

依個人喜好的厚度切片。

TIP

將海參放入 60～65℃的熱水中，稍微泡一下再取出，就能品嘗到更柔軟的口感。

RECIPE

製作海鼠腸
用刀將海參內臟中的雜質刮除，加入海參重量3％的鹽攪拌均勻，再放入冰箱冷藏熟成2～3 天。過濾掉熟成過程中產生的水分，再將內臟切成適當長度，可當成魚醬食用。搭配魷魚非常適合。

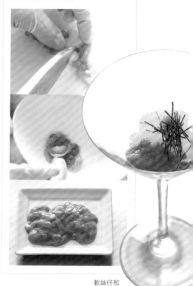

軟絲仔和
海鼠腸

乾海參泡發法

在韓國主要會生食海參，但中國較常使用乾海參，並將乾海參和干鮑魚視為高級食材，占全世界九十九％以上的消費量。海參棲息於太平洋全區，尤其中國大連和日本產的會有疣突，可謂極品。除了六至八月的產卵期，其他時候都能捕捉，製成乾海參後再來料理，其爽脆口感廣受好評。生海參的肉質較硬，而泡開的乾海參口感較軟嫩，可做成各種料理。乾海參屬於先汆燙過、再晒乾的煮乾品。

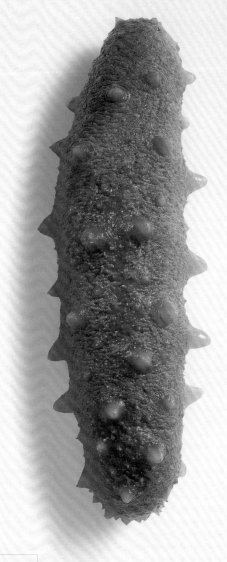

海參泡發的方法

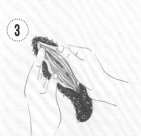

① 乾海參用流水洗淨，放入冷水中浸泡 12 個小時以上，將海參和水一起煮滾。

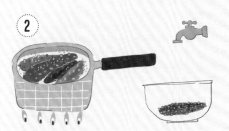

② 煮沸後關火，直接靜置冷卻，然後更換冷水，放冰箱冷藏保存，反覆進行這個步驟。

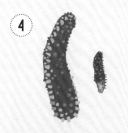

③ 用刀子或剪刀將海參剖半，把內臟清除乾淨，再煮一次，水滾後就要關火。

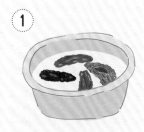

④ 煮好的海參冷卻後，清洗乾淨再泡入冷水中。

> **TIP**
>
> 乾海參會發漲成 7～10 倍以上的體積，因此鍋子容量需足夠。此外，處理乾海參的過程中，如果有小蘇打粉或清潔劑等物質滲入，海參的組織會被溶解，清洗時要特別注意。

鮭魚子的處理法

通常會將包覆著鮭魚子的薄膜去除後，各自分離出來，再用鹽或醬油
醃漬。卵愈大且膜愈薄，品質就愈好。秋天到冬天之間的產量較多，
此時會預先處理好一年的分量，急速冷凍保存。

By 主廚文承杜（SOUGETSU餐廳）

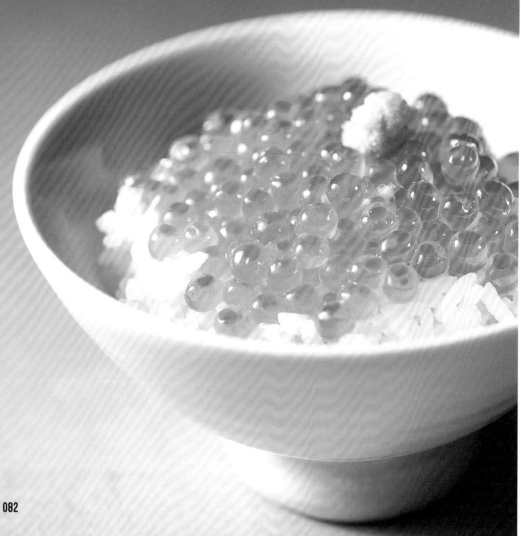

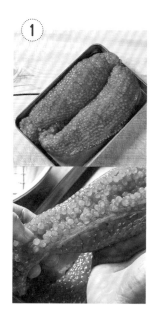

將包覆著鮭魚子、最外層的薄膜
割開。

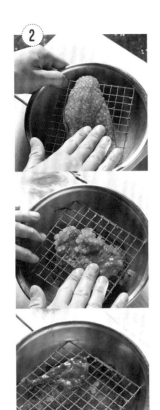

(2)

將縫隙較大的網子架在碗上，輕壓鮭魚子使其通過網洞，分開魚卵。

(3)

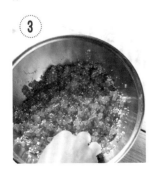

將鹽撒在鮭魚卵上，輕輕抓拌，以去除剩下的膜、血水和異味。

(4)

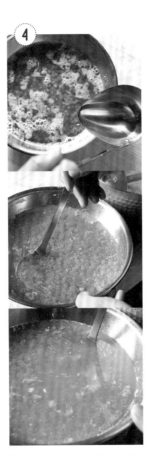

為了讓內皮凝固且能剝除，倒入 60℃ 的熱水後攪拌，反覆進行此步驟 5～6 次。表皮變白後，就能輕鬆剝下。

(5)

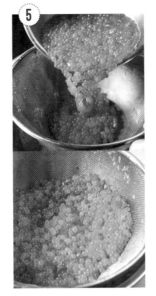

將處理過的鮭魚子，用篩子過濾掉水分。

TIP

在這種狀態下分裝，密封後急速冷凍，需要使用時再解凍並調味。

(6)

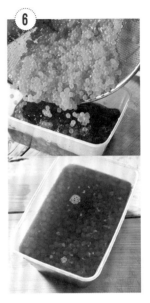

將清酒、濃口醬油、味醂以 5：1：1 的比例混合，倒入處理好的鮭魚子中。

TIP

大約半天的時間就會入味，可直接品嘗，放在白飯上或當成料理的裝飾配料。冷藏保存的話，其美味能維持 5 天左右。

日式生魚片
>>> 熟成與切法

By 教授Yamagata Ryo（中村學園）

熟成

為何要熟成呢？因為魚類死亡後會產生死後僵直的現象，如果多花一點時間來熟成，肉質就能變回柔軟的狀態，並產生名為肌苷酸的鮮味成分。日本偏好有豐富鮮味和軟嫩口感的魚肉，因此主要會食用熟成過的生魚片。

● 用吸水紙包覆的熟成法

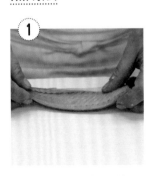

1
將處理好的魚肉撒上鹽，靜置30分鐘，直到開始出水為止。

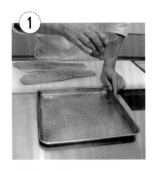

2
用吸水紙緊密包起，以去除水分並盡量隔絕與空氣的接觸，然後放入冰箱冷藏保存。

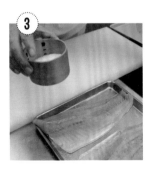

3
每天要更換吸水紙兩次以上，才能維持魚肉的新鮮度。

TIP
依魚肉大小有所不同，但通常熟成 1～3 天即可。

● 用昆布包覆的熟成法

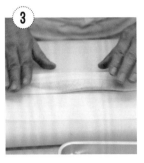

1
將鹽撒在托盤上。

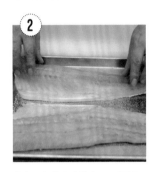

2
將處理好的魚肉帶皮那一面朝下擺放。因為鹽會造成出水，而魚皮較為堅韌，就不太容易出水。

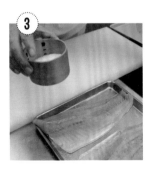

3
在魚肉上撒鹽，靜置 30 分鐘，直到開始出水為止。

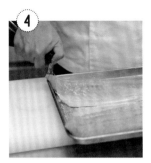

4
之後淋上清酒，以去除腥味。

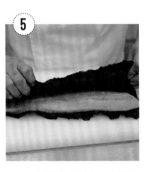

5
用吸水紙將魚肉的水分完全去除，再夾入擦拭乾淨的昆布中。

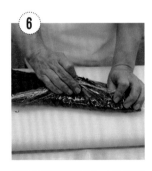

6
使用保鮮膜緊密包起，以隔絕與空氣的接觸，再放入冰箱冷藏，進行熟成。

TIP
熟成 12～24 小時即可。

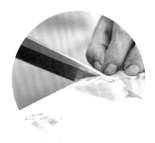

平切法（ひらずくり，hirazukuri）
將柔軟的魚肉切成大塊的方式，將刀打直，從魚肉右側開始切。

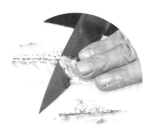

削切法（そぎづくり，sogizukuri）
將刀斜放，沿著魚肉從左側開始，以五公釐的厚度切下。

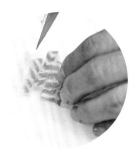

細條切法（ほそづくり，hosozukuri）
處理較薄的白肉魚或烏賊時，所使用的切法，將魚肉切成細條狀。

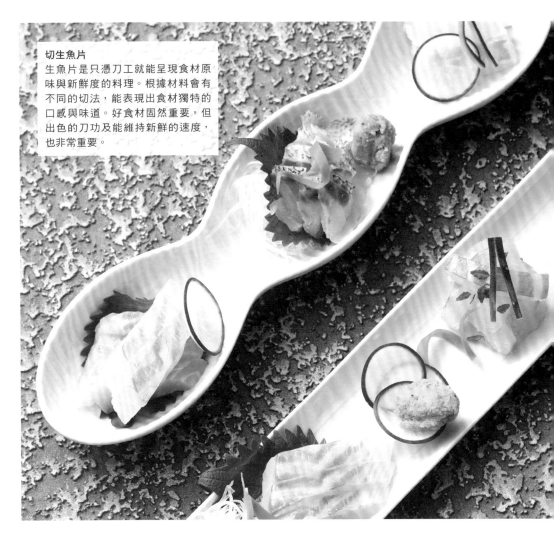

切生魚片
生魚片是只憑刀工就能呈現食材原味與新鮮度的料理。根據材料會有不同的切法，能表現出食材獨特的口感與味道。好食材固然重要，但出色的刀功及能維持新鮮的速度，也非常重要。

薄切法（うすづくり，usuzukuri）
與削切法相同，將刀斜放，從魚肉左側開始，切成非常薄的生魚片。

八重切（きりかけづくり，kirikakezukuri）
處理油脂多或魚皮較厚的魚時，所使用的切法。與平切法相同，在切開的魚皮上，再劃上一至二次刀紋。

方形切法（かくづくり，kakuzukuri）
處理肉質軟嫩的魚肉時，所使用的切法。與平切法相同，但要切成一至一‧五公分大小的骰子狀。

韓式生魚片

　　韓國所謂的「膾」，是指將肉類或魚類生食或稍微汆燙，以生魚片和生拌牛肉最具代表性，各種海鮮採生食的方式也叫膾。而食用生魚片最有名的國家就是韓國和日本，其不同之處在於，韓國主要為直接處理活魚而成的活魚膾，日本則是採用熟成過的鮮魚膾。

　　兩國的生魚片飲食文化之所以有不同的發展，最大的原因乃是地理條件不同。日本面臨太平洋，有許多大型且昂貴的鮪魚和鰤魚等洄游性魚種，因此主要捕獲能賺錢的洄游性魚種，而不是在近海能捕捉到的棲息性小型魚種。相反地，韓國外海有日本列島的阻擋，很少有機會接觸到洄游性魚種，所以主要捕獲近海的扁口魚、鰈魚、鯛魚等棲息性魚種。鮪魚和鰤魚等，由於活動範圍廣且運動量多，較難立刻運送、做成活魚膾；受到壓力死亡的魚，鮮度會急速下降，因此捕捉之後，就要馬上放血，並做基本處理，裝入冰塊以冷藏狀態運送、流通。扁口魚、鰈魚、鯛魚等棲息性魚種，由於活動範圍小且運動量少，因此會保存於水槽或用活魚運輸車來運送，自然發展出活魚膾的流通方式。

　　與熟成過的鮮魚相比，雖然活魚的鮮味較少，但肉質較扎實，因此長久以來受到重視口感的韓國人喜愛。最近韓國也會將現捕的魚，經過四至六小時的熟成，既可增加鮮味，又能維持口感，相當受老饕們歡迎。

By Koraebul餐廳

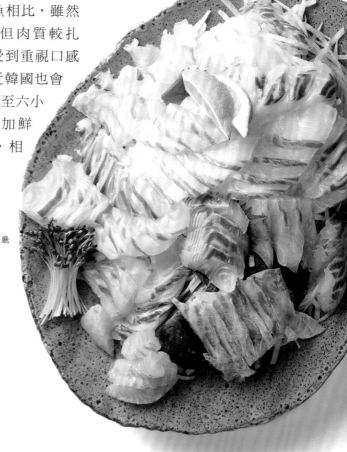

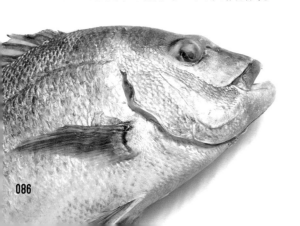

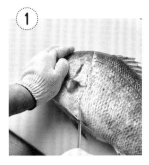

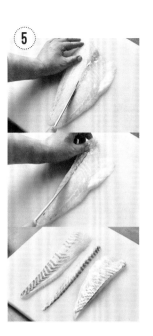

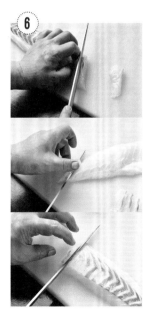

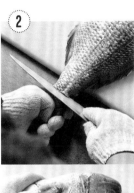

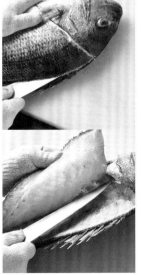

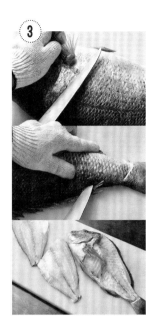

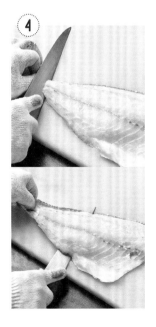

●

切鯛魚生魚片

1.

在活鯛魚的頭部劃一刀，用流水清洗並放血後，在魚頭斜斜地劃刀，使其與魚身的肉分離。

> **TIP**
>
> 品嘗帶皮的生魚片時，一定要先刮除魚鱗；如果是剝掉魚皮再使用，為了加快處理速度，並且不施與魚壓力，也可不刮除魚鱗。

2.

從魚尾往魚頭方向劃刀，避免劃到內臟，刀子要貼近骨頭，把魚肉分切下來。

3.

翻面，用相同方式將另一側的魚肉分切下來。

4.

將有魚皮的那一面朝下，在魚尾上劃刀後，讓刀面和砧板呈平行，剝下魚皮。

5.

之後再分切成背肉、骨頭和肚肉。

6.

肚肉、背肉、魚尾和內臟附近的口感都不太一樣，所以切的厚度和形狀也不同。

> **TIP**
>
> 肚肉帶有脂肪，要切得比背肉薄；背肉則採用平切法，才能維持口感。

●

各種海鮮生魚片

大部分新鮮的海鮮都能做成生魚片，海螺或貝類則要先
汆燙，以下介紹各種海鮮的生魚片。

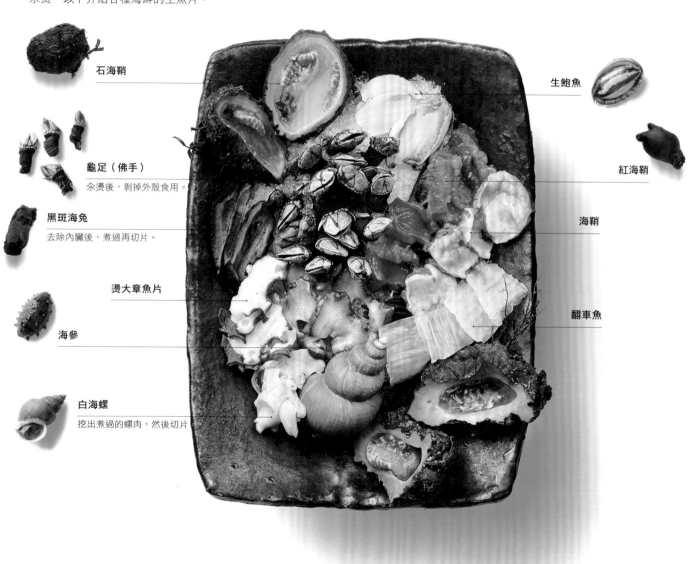

石海鞘

生鮑魚

龜足（佛手）
汆燙後，剝掉外殼食用。

紅海鞘

黑斑海兔
去除內臟後，煮過再切片。

海鞘

燙大章魚片

翻車魚

海參

白海螺
挖出煮過的螺肉，然後切片。

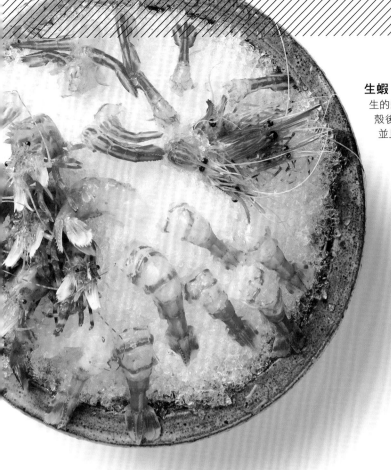

生蝦

生的蝦子也能當成生魚片享用，剝下蝦頭和蝦殼後，為了維持彈牙口感，會放在冰塊上，並且立即上桌。

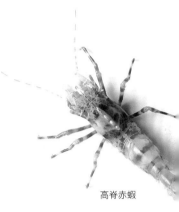

高脊赤蝦

韓式生魚片的 Q&A

剛捕撈到的魚，馬上就能當成生魚片嗎？

當場處理後，經過四至六小時熟成後，才能做成生魚片，最多不要超過十二小時，便可維持有嚼勁的口感。不同大小的魚，熟成時間稍微有差異，切的厚度也會不一樣。

當日配送的魚，馬上做成生魚片會更好吃嗎？

從產地立即送來的魚，移動時由於外部的因素，魚會接收到許多壓力，因此味道和肉質都會變差。放入水族箱靜待一天以上的魚，肉質會更好。

處理生魚片時，最需要注意什麼事？

最重要的是溫度。用手觸摸魚的話，溫度就會上升，這樣會對味道產生影響。因此，降低手的溫度，並盡快作業便非常重要。夏天時，可將雙手泡入冰塊水中，再來處理魚。

By 主廚金昱宰（Koraebul 餐廳）

花蝦

PART 3

料理
食譜

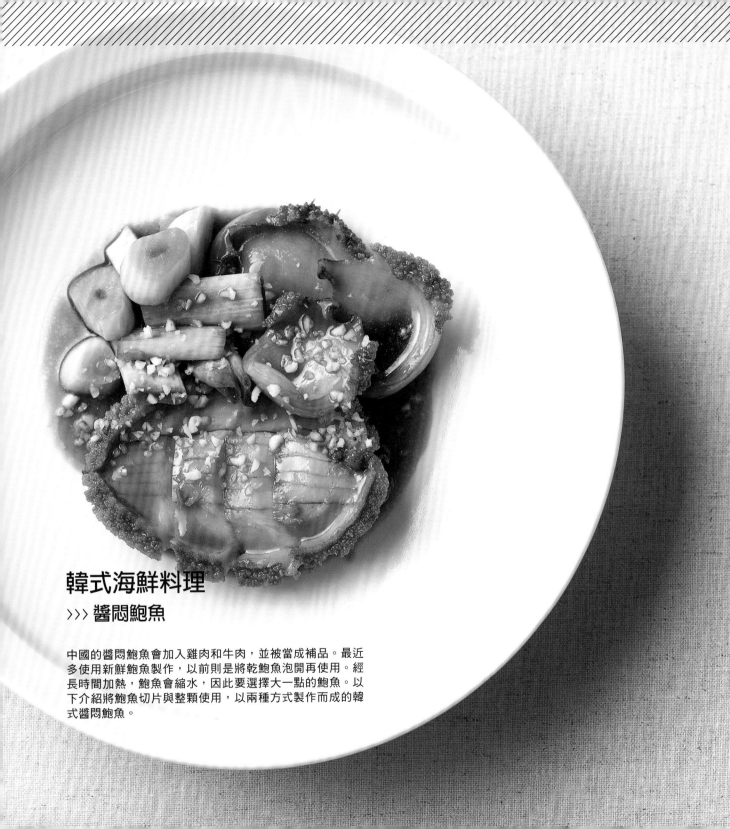

韓式海鮮料理

⟩⟩⟩ 醬悶鮑魚

中國的醬悶鮑魚會加入雞肉和牛肉,並被當成補品。最近多使用新鮮鮑魚製作,以前則是將乾鮑魚泡開再使用。經長時間加熱,鮑魚會縮水,因此要選擇大一點的鮑魚。以下介紹將鮑魚切片與整顆使用,以兩種方式製作而成的韓式醬悶鮑魚。

材料

鮑魚 2 顆、昆布 4×4cm 1片、紅燒醬 200ml、松子粉 1t、大蔥 15cm、大蒜 4 瓣、太白粉 1/2T、芝麻油 1t、葡萄籽油 1/2t

紅燒醬

醬油 50ml、砂糖 25g、糖稀 5g、水 400ml、昆布 10×10cm 1片、乾辣椒 2 根、生薑 5g、大蔥 40g

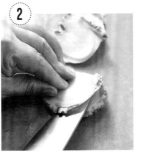

①

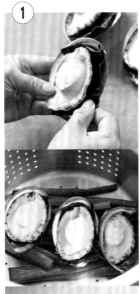

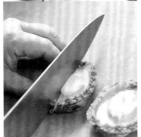

用刷子將鮑魚刷洗乾淨，去除內臟後，將外殼和鮑魚肉分離。其中一顆鮑魚放入蒸籠中，將昆布鋪在外殼和鮑魚肉之間，蒸 1 小時 30 分。把蒸好的鮑魚，等距劃上直切的刀紋。

TIP

鋪上昆布來蒸，其鮮味成分便會滲入鮑魚中，還能保留鮑魚的美味。

② 將另一顆鮑魚，以刀片成寬且薄的片狀。

③

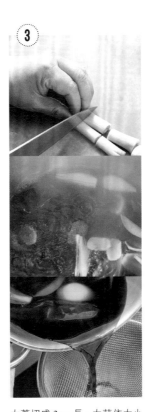

大蔥切成 3cm 長，大蒜依大小分成 2～3 等分。將紅燒醬的材料加入鍋中，用中火慢煮 30 分鐘，讓材料的味道釋放出來。待食材熟透，用篩子過濾。

④

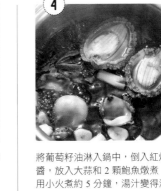

將葡萄籽油淋入鍋中，倒入紅燒醬，放入大蒜和 2 顆鮑魚燉煮。用小火煮約 5 分鐘，湯汁變得濃稠時，將 1 的鮑魚和切好的大蔥一起加入。

⑤

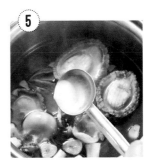

用小火燉煮約 1 分鐘，加入太白粉增加濃度。淋上芝麻油收尾，盛盤並撒上松子粉。

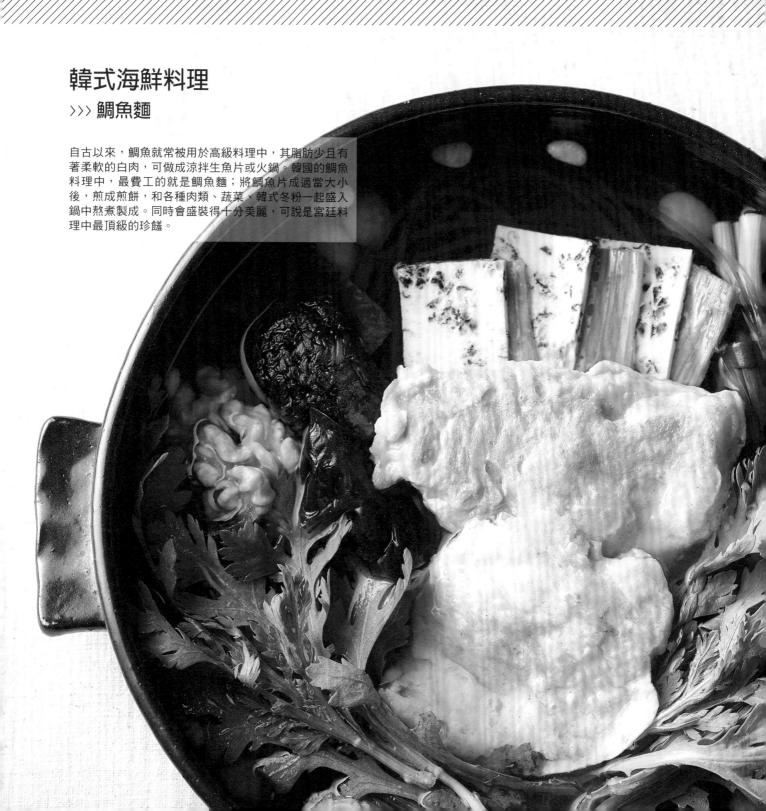

韓式海鮮料理
>>> 鯛魚麵

自古以來，鯛魚就常被用於高級料理中，其脂肪少且有著柔軟的白肉，可做成涼拌生魚片或火鍋。韓國的鯛魚料理中，最費工的就是鯛魚麵；將鯛魚片成適當大小後，煎成煎餅，和各種肉類、蔬菜、韓式冬粉一起盛入鍋中熬煮製成。同時會盛裝得十分美麗，可說是宮廷料理中最頂級的珍饈。

材料

鯛魚肉 150g、細蔥 30g、木耳 3 朵、香菇 2 朵、茼蒿 40g、松子 5g、炒過的銀杏 7 顆、去殼核桃 3 顆、石耳蛋皮³ 1 張、韓式冬粉 20g、雞蛋 1 顆、麵粉 10g、葡萄籽油 10g、鹽適量

牛腩高湯 牛腩 150g、水 1L、湯用醬油、鹽適量

水芹菜煎餅 水芹菜 30g、雞蛋 1 顆、麵粉 10g

肉丸 牛臀肉 40g、鹽．洋蔥末．蔥末．蒜泥．芝麻．胡椒粉．芝麻油適量、雞蛋 1 顆、麵粉 100g

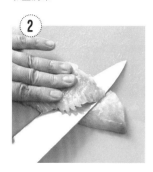

1

將牛腩泡冷水 2～3 小時，去除血水後，倒入 1L 的水，煮約 1 小時 30 分鐘，並撈出浮泡。如果水量變少，中途就要加水。將煮好的高湯過篩，加入湯用醬油和鹽調味。

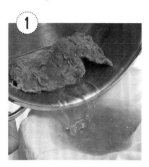

2

切下兩片厚厚的鯛魚肉，撒鹽稍微醃一下。

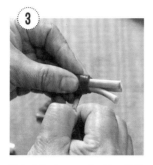

3

將細蔥切成 6cm 長，再用蔥葉將 2～3 段細蔥綁起來。

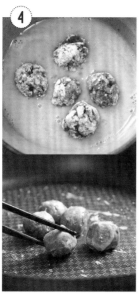

4

牛臀肉切碎，加入鹽、洋蔥末、蒜泥、蔥末、芝麻、胡椒粉、芝麻油調味，捏成直徑 1.5cm 大小的丸子，再沾上麵粉、蛋液，放入鍋中煎熟。

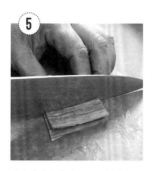

5

將水芹菜修整後，用竹籤串起，沾上麵粉、蛋液煎熟，再切成 2×4cm 的大小。

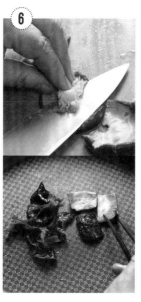

6

木耳和乾香菇泡開後，切成適當大小，加入鹽、芝麻油抓拌均勻，放入平底鍋中乾炒。

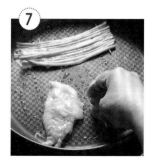

7

將醃入味的鯛魚肉沾上麵粉和蛋液，放入平底鍋中煎成金黃色。

> **TIP**
>
> 鯛魚肉沾上麵粉後，要稍微抖一抖，才不會有結塊。放入淋好油的鍋中，以小火煎熟，避免煎得太過頭。

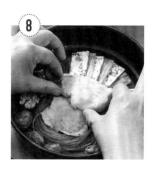

8

將所有準備好的材料，參考上圖擺入火鍋中，倒入高湯後即可邊煮邊食用。

³ 將石耳切絲，加入蛋白中混合，再煎成蛋皮使用。

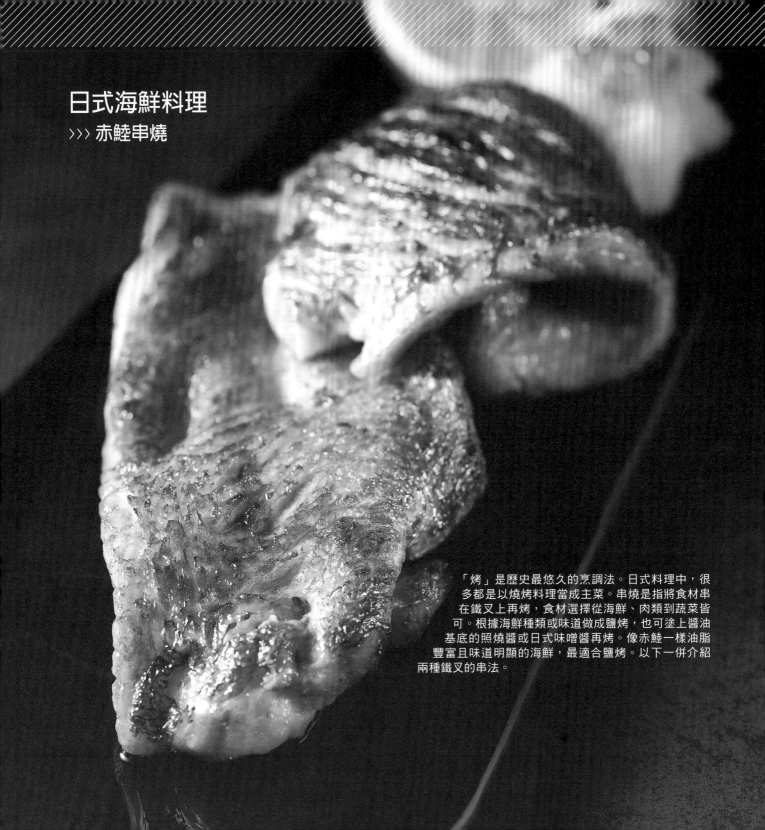

日式海鮮料理
>>> 赤鯥串燒

「烤」是歷史最悠久的烹調法。日式料理中,很多都是以燒烤料理當成主菜。串燒是指將食材串在鐵叉上再烤,食材選擇從海鮮、肉類到蔬菜皆可。根據海鮮種類或味道做成鹽烤,也可塗上醬油基底的照燒醬或日式味噌醬再烤。像赤鯥一樣油脂豐富且味道明顯的海鮮,最適合鹽烤。以下一併介紹兩種鐵叉的串法。

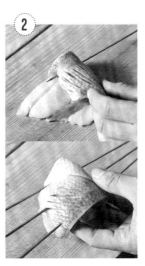

將魚皮那一面放在砧板上，前端捲起後，用鐵叉串起來。

材料
赤鮭 1 條、鹽適量

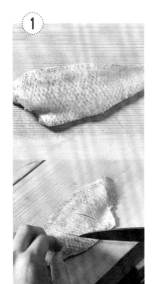

將赤鮭魚肉分切下來備用，在魚皮那一面，細密地劃上刀紋，便可避免魚皮在烤的過程中收縮，並讓魚肉和魚皮之間的油脂流出，使魚皮更酥脆。

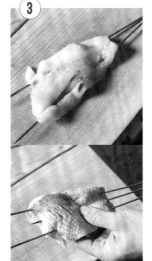

用鐵叉串起魚肉，並根據其寬度，插入 2～3 支鐵叉。插入鐵叉時，靠近自己一側的寬度要窄，愈往後愈寬，使其形成扇形。

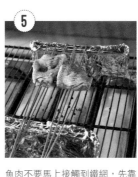

在赤鮭魚肉上，撒鹽調味。

TIP
用味噌（大醬）或醬油來調味時，會產生滲透現象，為了讓醬料充分入味，靜置一段時間較好。

魚肉不要馬上接觸到鐵網，先靠在架子上，從魚皮開始烤，當魚皮變色，再翻面繼續烤。

TIP
有從上方產生熱源的上火式烤爐，以及從下方產生熱源的下火式烤爐。下火式烤爐較不容易調整火力和時間，但油脂滴下時所冒出的煙，能替魚肉增添煙燻的香氣。

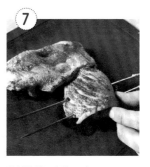

烤到七、八分熟時，再翻回魚皮那一面，用大火將魚皮烤至酥脆。使用鐵網時，要將網子靠近火源來調整火力。

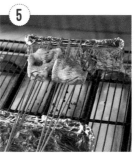

趁熱將鐵叉輕輕取出。

TIP
搭配柑橘類水果或蘿蔔泥一起盛盤。

日式海鮮料理

>>> 蘿蔔燉鰤魚

用醬油提味的蘿蔔燉鰤魚，鰤魚和蘿蔔都是冬天的當令食材，非常適合一起做成料理。日式燉魚最重要的就是使用當季食材，以呈現食物原來的風味。需注意調味的順序，以砂糖→鹽→醋→醬油→味噌的順序添加[4]，如果先加入分子量小的鹽，再加分子量大的糖，味道就無法均勻滲入。先加入砂糖或味醂等甜的調味料，讓味道滲入，之後再加鹽、醬油、味噌等有鹽分的調味料。

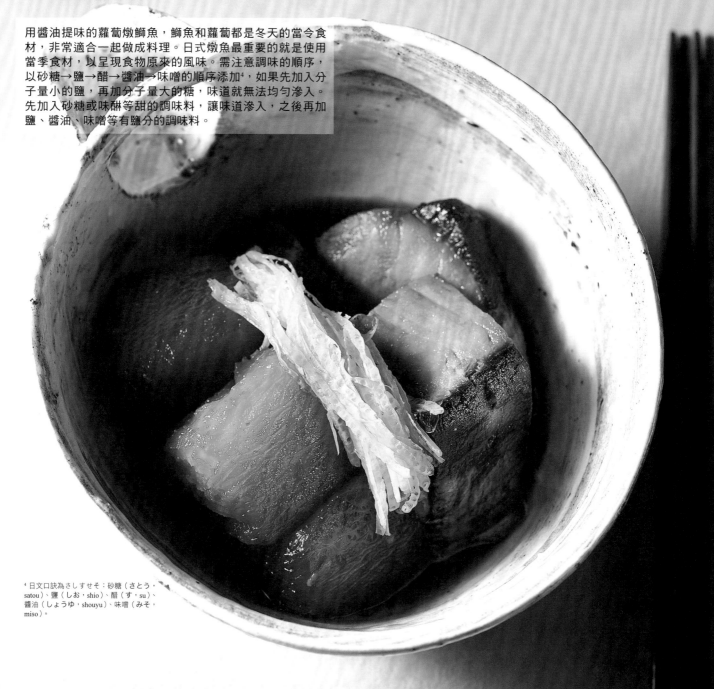

[4] 日文口訣為さしすせそ：砂糖（さとう，satou）、鹽（しお，shio）、醋（す，su）、醬油（しょうゆ，shouyu）、味噌（みそ，miso）。

材料
鰤魚 300g、蘿蔔 200g

醬料比例
日式高湯、清酒、味醂、濃口醬油的比例為 5：5：1.5：1，薑末適量

* 根據鍋子大小不同，醬料的分量也會不一樣。

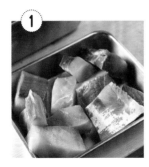

1

去除鰤魚的魚皮和骨頭後，將魚肉切成 3～4cm 大小的骰子狀。

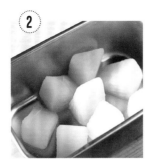

2

蘿蔔切成相同大小並修整邊角，放入淘米水中煮，便能去除蘿蔔的澀味和辛辣味。

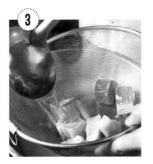

3

將熱水倒在鰤魚上，稍微燙熟表面後，用冷水沖洗一次，就能沖掉凝固的殘血並去除雜質。

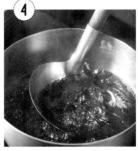

4

在日式高湯中，加入清酒、味醂和醬油並煮滾。

TIP

這裡必須使用有上色作用的濃口醬油。

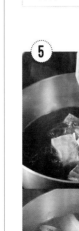
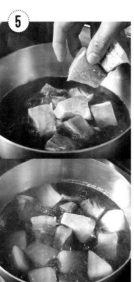

5

放入處理好的鰤魚和蘿蔔，用大火燉煮，一煮滾就將火轉小，加入少許薑末一起燉煮。

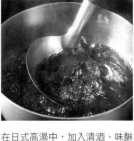

6

放上能覆蓋食材表面的落蓋，燉煮 15 分鐘左右，才會有清澈的味道。

TIP

落蓋比鍋子的直徑小，就像是放入鍋中的蓋子。蓋子底下會產生對流作用，有助醬汁均勻地滲入食材。一般會使用木頭製落蓋，也可使用鋁箔紙或廚房紙巾。

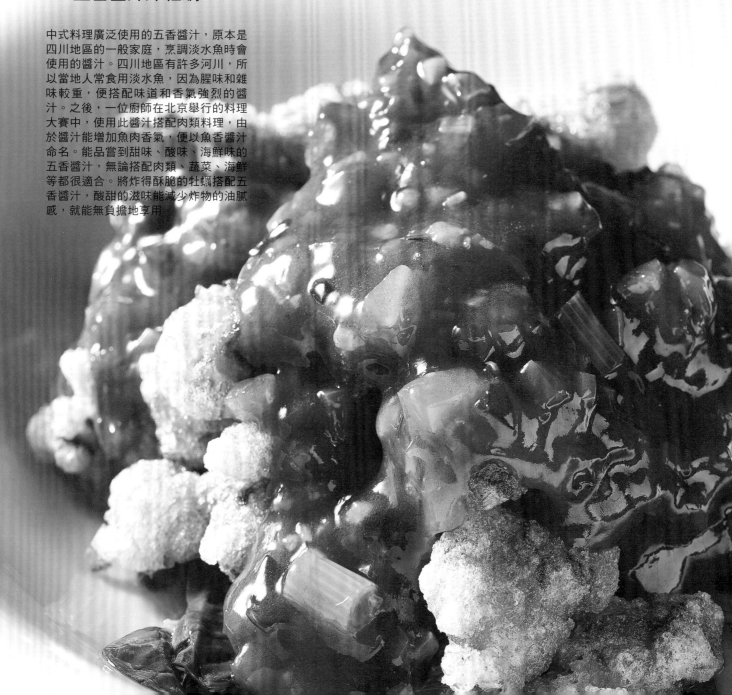

中式海鮮料理

>>> 五香醬汁炸牡蠣

中式料理廣泛使用的五香醬汁，原本是四川地區的一般家庭，烹調淡水魚時會使用的醬汁。四川地區有許多河川，所以當地人常食用淡水魚，因為腥味和雜味較重，便搭配味道和香氣強烈的醬汁。之後，一位廚師在北京舉行的料理大賽中，使用此醬汁搭配肉類料理，由於醬汁能增加魚肉香氣，便以魚香醬汁命名。能品嘗到甜味、酸味、海鮮味的五香醬汁，無論搭配肉類、蔬菜、海鮮等都很適合。將炸得酥脆的牡蠣搭配五香醬汁，酸甜的滋味能減少炸物的油膩感，就能無負擔地享用。

材料

牡蠣 150g、太白粉 50g、香菇 10g、竹筍 10g、青椒 5g、紅椒 5g、芹菜 10g、大蔥 5g、大蒜 5g、生薑 5g、雞高湯 150ml、辣油 1T

醬汁

清酒 1T、醋 1T、砂糖 1T、蠔油 1T、豆瓣醬 1t、辣油 1T、勾芡汁 1T、胡椒粉適量

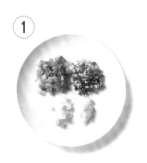

將香菇、竹筍、青椒、紅椒、芹菜切成 0.5cm 小丁，大蔥切成 1cm 長備用，大蒜和生薑切碎。

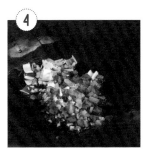

在熱好的鍋中淋上辣油，放入 **1** 的所有食材，炒出香氣。

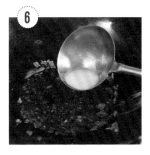

牡蠣瀝乾水分後，沾上太白粉。

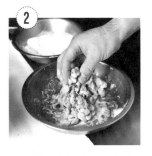

除了勾芡汁以外，將其他醬汁材料混合，加入 **4** 中，用大火快炒，再倒入雞高湯煮滾。

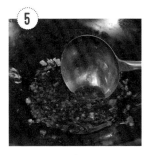

將炸油加熱至 170℃，放入牡蠣稍微過油。

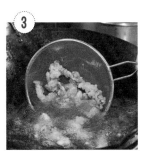

最後，加入勾芡汁拌炒，便完成醬汁。將醬汁淋在炸牡蠣上即可。

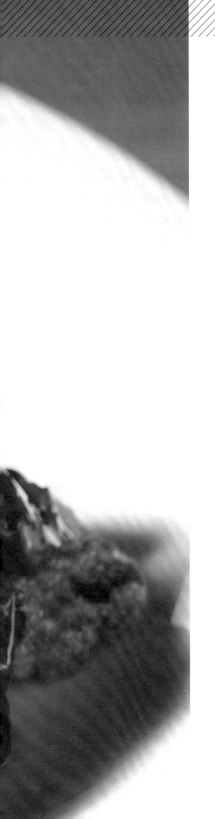

中式海鮮料理

>>> 燴海參

海參是處理程序相當麻煩的食材，要使用捕獲後先汆燙一次，再經過二十天以上日晒、乾燥而成的乾海參。乾海參要花四至五天泡開，需要許多時間和步驟。泡開後的海參，可做成溜三絲、海參湯、燉煮等各式料理，在中國是很受歡迎的食材。

中國常會使用包含乾海參在內的各種乾魚貝，這與其幅員遼闊有關。由於沿海和內陸地區距離遙遠，為了將海參進貢給北京的皇帝，在移動過程中，常會發生海參腐壞的狀況。不止海參，大部分海鮮都不易在常溫下長時間保存，因此發展出將海鮮乾燥的方式，同時也有各種享用海鮮乾貨的方法。

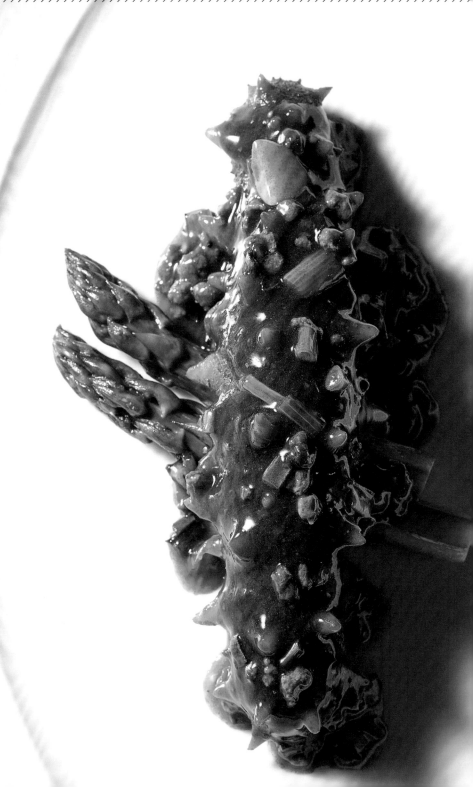

材料
泡開的海參 1 個、蘆筍 2 根、牛絞肉 50g、大蔥 5g、薑末 5g、蒜泥 5g、雞高湯 100ml、辣油 1T、勾芡汁 1T

醬料
清酒 1T、蠔油 1T、豆瓣醬 1t、胡椒粉適量

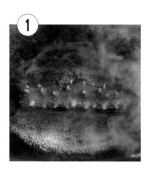

將泡開的海參放入滾水中稍微汆燙，去皮的蘆筍也一起汆燙。

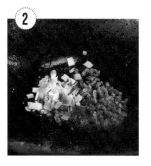

在熱好的鍋中淋上辣油，放入切成 1cm 的大蔥、薑末、蒜泥、牛絞肉拌炒。

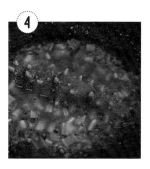

將醬料和雞高湯加入 2 中煮滾。

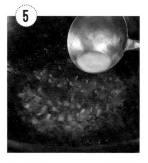

放入汆燙過的海參，輕輕翻炒。

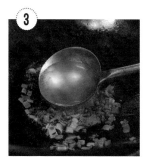

將勾芡汁加入 4 中，調整濃度後，和汆燙好的蘆筍一起盛盤。

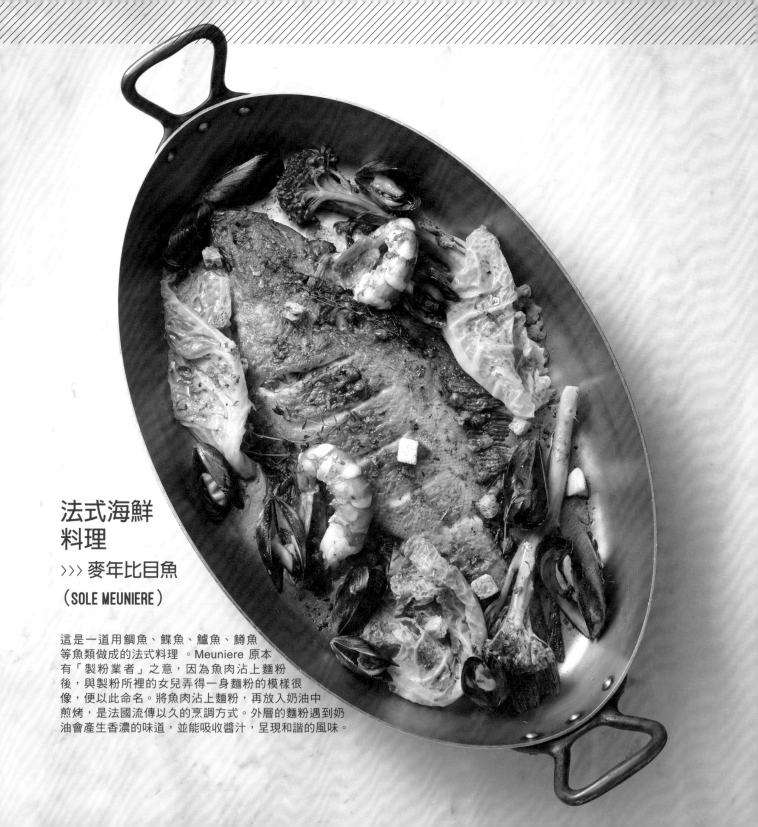

法式海鮮
料理

>>> 麥年比目魚
（SOLE MEUNIERE）

這是一道用鯛魚、鰈魚、鱸魚、鱒魚
等魚類做成的法式料理 。Meuniere 原本
有「製粉業者」之意，因為魚肉沾上麵粉
後，與製粉所裡的女兒弄得一身麵粉的模樣很
像，便以此命名。將魚肉沾上麵粉，再放入奶油中
煎烤，是法國流傳以久的烹調方式。外層的麵粉遇到奶
油會產生香濃的味道，並能吸收醬汁，呈現和諧的風味。

材料

比目魚 1 隻（400～500g）、明
蝦 2 隻、淡菜 15 顆、花椰菜苗
50g、皺葉甘藍 70g、橄欖油
30g、奶油 100g、大蒜 10g、百
里香 2g、麵包丁 20g、雞高湯
50g、檸檬汁 20g、續隨子
10g、義大利巴西里 2g、麵粉
30g、鹽 4g

去除比目魚背部和肚子的魚鱗，
並取出內臟。洗淨後將水分擦
乾，表面維持乾燥，然後劃上刀
紋。

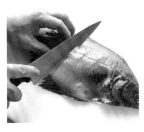

在比目魚上撒鹽，輕輕拍打使其
滲入，再沾上麵粉。

> **TIP**
>
> 由於胡椒會影響魚肉細緻的味
> 道，建議不要使用或只能少量
> 使用。

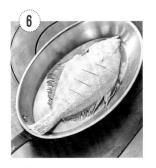

花椰菜苗的味道比花椰菜香，將
莖上的纖維用刨刀削下，汆燙1
分鐘後，泡入冰塊水冷卻。

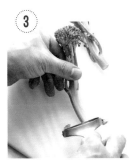

將皺葉甘藍一片一片剝開，放入
鹽水中汆燙 30 秒後，泡入冰塊
水中冷卻。

> **TIP**
>
> 皺葉甘藍表面上的皺褶，比一
> 般高麗菜多，更能吸附醬汁或
> 醬料。

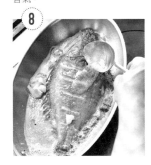

水中加入適量百里香和奶油，放
入淡菜稍微汆燙。

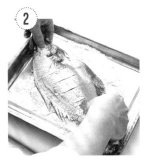

將橄欖油淋在銅鍋中並加熱，使
鍋子均勻沾附油脂，再放入沾上
麵粉的比目魚。

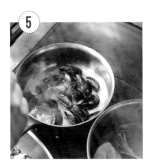

將比目魚翻面，放入適量奶油、
大蒜、百里香，煎至比目魚沾附
香氣。

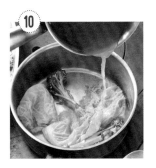

為了讓奶油均勻滲入魚肉中，使
用湯匙將奶油澆淋上去
（Arroser）。

> **TIP**
>
> 此時鍋子的溫度要維持在
> 160℃，才不會燒焦並能均勻
> 煎熟。

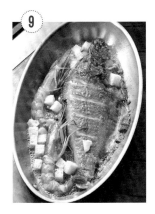

將明蝦和麵包丁加入 **8** 中煮熟。

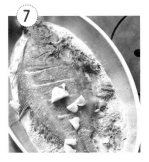

另起一鍋，放入適量奶油加熱融
化，將皺葉甘藍和花椰菜苗稍微
拌炒後，倒入雞高湯煮一下。

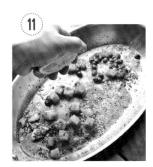

將比目魚和明蝦另外盛盤（淡菜
一起盛放），再於鍋內加入檸檬
汁、續隨子、切碎的義大利巴西
里，做成醬汁。然後均勻淋在海
鮮上，撒一些義大利巴西里裝飾
即可。

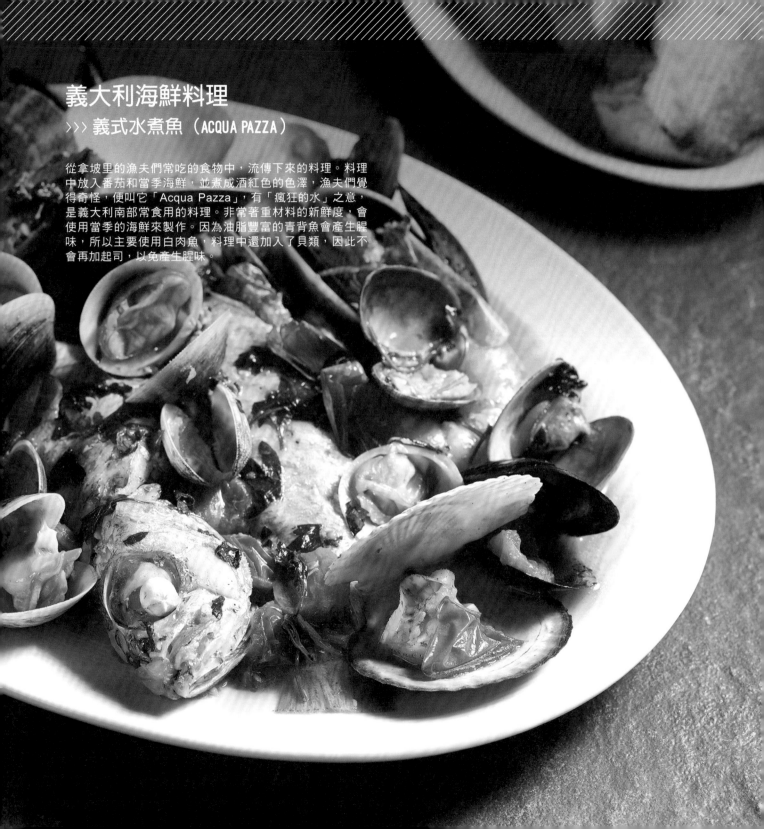

義大利海鮮料理
>>> 義式水煮魚（ACQUA PAZZA）

從拿坡里的漁夫們常吃的食物中，流傳下來的料理。料理中放入番茄和當季海鮮，並煮成酒紅色的色澤，漁夫們覺得奇怪，便叫它「Acqua Pazza」，有「瘋狂的水」之意，是義大利南部常食用的料理。非常著重材料的新鮮度，會使用當季的海鮮來製作。因為油脂豐富的青背魚會產生腥味，所以主要使用白肉魚，料理中還加入了貝類，因此不會再加起司，以免產生腥味。

材料

赤鯮 2 隻（25cm）、蝦子 2 隻、綜合貝類 500g、小番茄 15 顆、大蒜 3 瓣、義大利巴西里 10g、蔬菜高湯 400ml、橄欖油 70ml、鹽適量

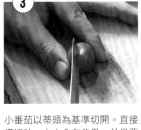

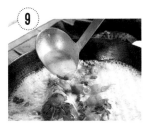

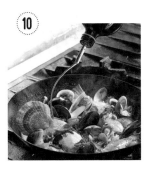

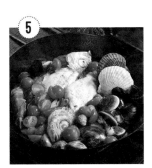

1

去除蝦子的腳、觸鬚和尾柄，將肚子翻過來，剝除所有蝦殼，只保留第一節和最後一節。

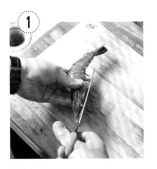

2

刮除赤鯮的魚鱗，並去除魚鰓和內臟。

3

小番茄以蒂頭為基準切開。直接橫切時，大小會有差異，並且要使用稍微長一點的麵包刀。

> **TIP**
>
> 如果從較長的那一邊切，番茄籽會流出較多，料理時番茄的味道會更濃郁。

4

將大蒜和適量橄欖油放入鍋中，逼出香氣後取出大蒜，如果等海鮮熟了才取出，就會燒焦產生苦味。釋放出大蒜香氣後，放入赤鯮並撒鹽調味。

5

放入蝦子和貝類，並將火轉大。

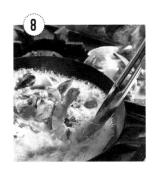

6

放入切半的小番茄，義大利巴西里撕碎後加入。

> **TIP**
>
> 如果使用帶莖的小番茄，由於莖的部分香氣豐富，這時要加入一起煮。

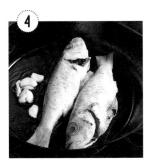

7

倒入蔬菜高湯燉煮，當貝類打開時就要撈起，避免肉質變韌。

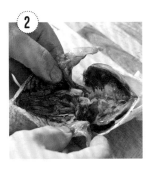

8

撈起蝦子之前，稍微扭開蝦頭，讓湯頭增加濃郁的風味。

> **TIP**
>
> 此時用湯匙將番茄壓碎，可釋出酸味和甜味。

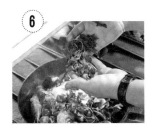

9

赤鯮魚頭與較厚不易熟的部位，可邊煮邊將高湯澆淋上去。

> **TIP**
>
> 魚類全熟之後，魚肉就會和魚骨分離。稍微戳一下，如果沒有彈性的部位已變得柔軟，就表示煮熟了。

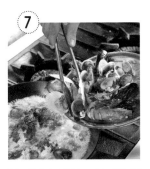

10

煮到高湯收乾、變濃稠為止，最後淋上適量橄欖油，一邊搖晃鍋子，使其混合均勻。

泰式海鮮料理
>>> 酸辣海鮮湯（TOM YAM KOONG）

被選為世界五大料理之一的泰國菜，其起源可從「搗臼」中尋找，泰國會將新鮮蔬菜放入臼中搗碎，做成調味糊，又以加入泰國辣椒糊（Nam Prik Pao）的酸辣海鮮湯（冬蔭功），最為人所熟知。泰文的Tom指「熬煮」，Yam是「酸辣味道」，Koong則指「蝦子」；這是一道放入蝦子煮成的湯品，特色是帶有酸辣風味。此外，還有加入椰奶和牛奶，煮成較濃稠的「椰汁冬蔭功」。

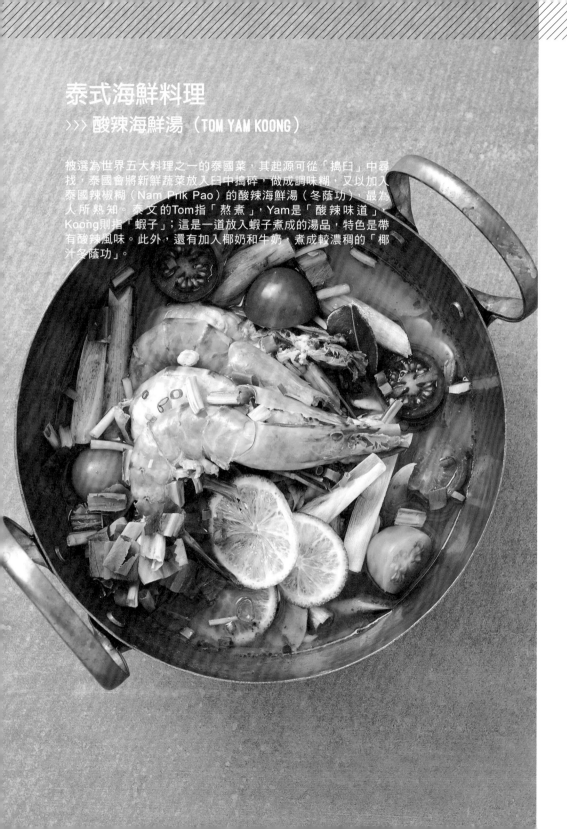

泰國人常食用的冬蔭功清湯

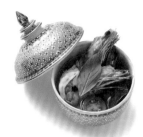

偏好清爽味道與香氣的泰國人，更常食用的是有著白色清澈湯頭的「冬蔭功清湯」。做法與酸辣海鮮湯類似，但會加入將泰國米和香草炒過再磨碎的米粉、泰國芫荽與泰國羅勒。

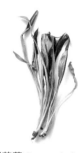

泰國芫荽 Sawtooth Coriander

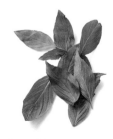

泰國羅勒 Thai Basil

製作泰國辣椒糊

材料
乾辣椒 6 根、泰國乾辣椒（依喜好添加）、大蒜 4～5 瓣、火蔥 2顆、乾蝦粉 1T、鹽‧砂糖適量

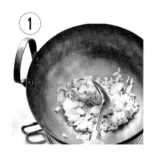

① 在熱好的鍋中，放入切碎的大蒜和火蔥乾炒。

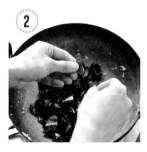

② 乾辣椒和泰國乾辣椒撕成小片，也放入鍋中乾炒。

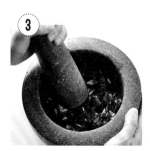

③ 先用搗臼將 2 的辣椒搗碎。

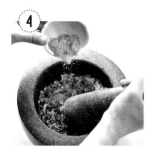

將 1 加入 3 中，搗碎後再加入乾蝦粉，並用鹽和砂糖調味。

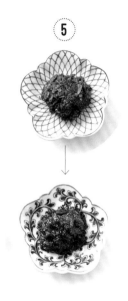

要使用來做料理時，再加入油炒過即可。

TIP
不加乾蝦粉的話，就能當成蔬食的基本醬料。

製作酸辣海鮮湯

材料
帶頭的蝦 3～4 隻、檸檬香茅 2株、南薑 1cm、芫荽根 2 根、火蔥 1顆、泰國辣椒 6 根、萊姆葉 6 片、蝦高湯 500ml、泰國辣椒糊 1T、魚露 2T、萊姆 1顆、砂糖 2t、香菇 1/2 朵、小番茄 3 顆、泰國芫荽‧細蔥適量

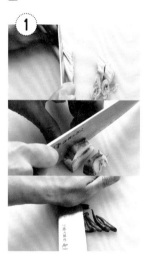

① 將檸檬香茅、南薑、芫荽根、火蔥切成適當大小，泰國辣椒則用刀面壓扁。

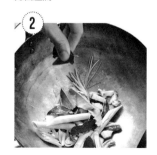

② 在熱好的鍋中，放入 1 的蔬菜和撕碎的萊姆葉，乾炒出香氣。

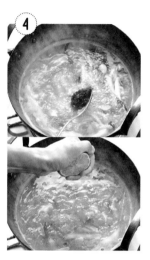

③ 倒入蝦高湯，煮滾後放入已剝殼並從蝦背剖半的蝦子。

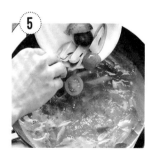

④ 加入泰國辣椒糊，再以魚露、萊姆汁和砂糖調味。

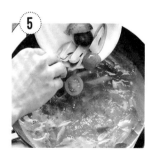

⑤ 放入切成適口大小的香菇和小番茄，最後撒上切碎的泰國芫荽和細蔥即可。

墨西哥海鮮料理
>>> 檸汁醃魚生（CEVICHE）

這是在有豐富海鮮的南美沿岸國家，包含祕魯、墨西哥、厄瓜多、哥倫比亞、智利等國常食用的料理。將魚、魷魚、蝦子、貝類等各種海鮮切塊，再用萊姆或檸檬汁醃漬，還會加上切碎的洋蔥與辣椒，來增添辣味。萊姆的酸性能讓海鮮變硬，預防因天氣炎熱而產生變質。在墨西哥，還會搭配炸過的墨西哥薄餅或玉米片一起品嘗，增加酥脆的口感。或是像墨西哥傳統料理「墨西哥粽」（Tamales）一樣，用玉米葉包裹。

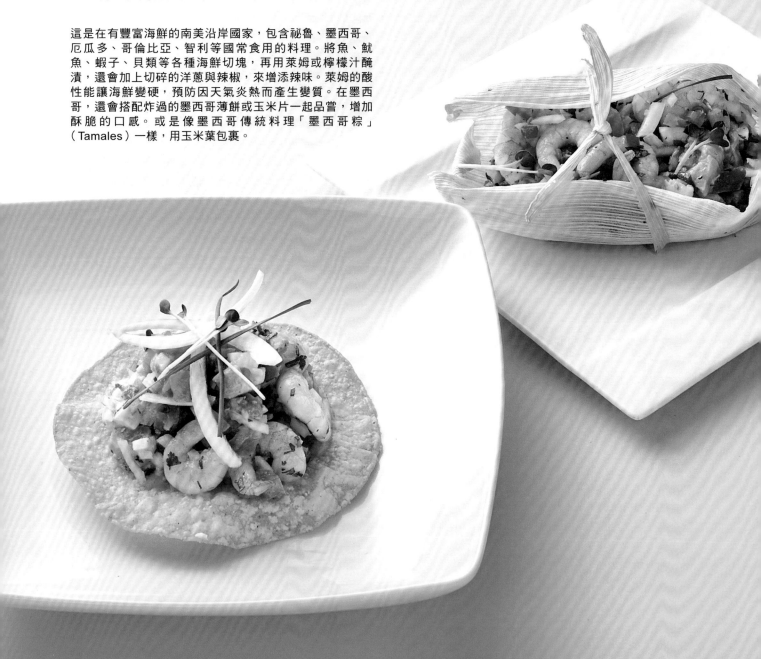

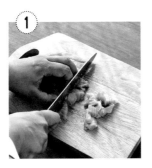

① 將鮭魚切成 2cm 大小的骰子狀，再和蝦子混合。

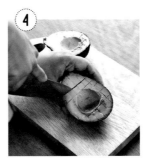

④ 酪梨切半，連皮一起劃上刀紋，再用手指將果肉取出。

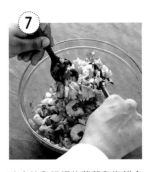

萊姆切半並擠汁，放入蒜泥、鹽、胡椒粉、奧勒岡，並將橄欖油慢慢加入拌勻。

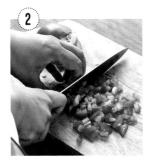

② 番茄和甜椒切成比鮭魚小一點的骰子狀。

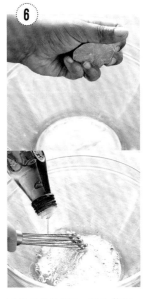

⑤ 將芫荽葉切碎。

⑦ 碗中放入切好的蔬菜和海鮮食材，與醃汁攪拌均勻。熟成 2 小時後，搭配炸墨西哥薄餅一起享用。

● 製作檸汁醃魚生

材料

鮭魚 300g、蝦子 300g、番茄 4 顆、甜椒 1 顆、洋蔥 1 顆、辣椒 2 根、芹菜 1 棵、酪梨 1 顆、芫荽 1 株、炸墨西哥薄餅適量

醃汁

萊姆 5 顆、蒜泥 1T、橄欖油 100ml、奧勒岡·鹽·胡椒粉適量

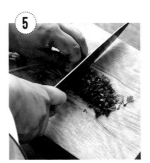

③ 將洋蔥切碎，芹菜和辣椒切小段。

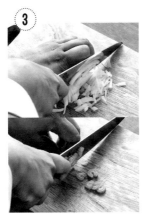

河豚的料理法

>>> FROM HEAD TO TAIL

河豚可分為紅鰭東方魨、虎河豚、暗紋多紀魨、黃鰭東方魨等類別。其中味道最好的，就是紅鰭東方魨和虎河豚，與其他種類相比，從魚皮、魚鰭到魚白（精巢），可食用的部位多，料理方式也非常多樣。以下介紹如何從魚頭到魚尾料理河豚。

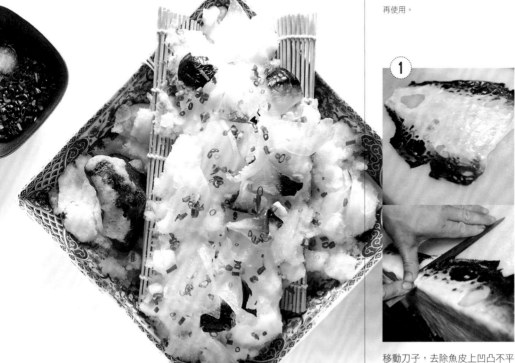

● 河豚皮生魚片

具有豐富的膠原蛋白，以及Q彈口感的河豚皮生魚片。將魚皮切成適口大小再汆燙，可搭配清爽的柚子醋醬汁一起品嘗。

材料

河豚皮和內皮 1 尾的分量、細蔥適量

* 河豚內皮：河豚皮內側的薄膜

柚子醋醬汁

酢橘汁 50ml、濃醬油 50ml、昆布‧柴魚片適量

* 將醬汁的所有材料拌勻熟成後，過篩再使用。

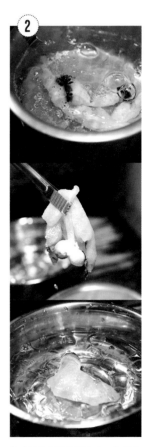

魚皮放入煮滾的鹽水中，汆燙約 30 秒，待魚皮變透明，放入冰塊水中冷卻。

① 移動刀子，去除魚皮上凹凸不平的部分。

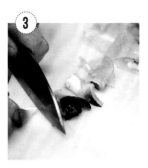

切成適口大小，與柚子醋醬汁一起品嘗。

河豚生魚片

河豚生魚片一定要經過熟成，因為連接細胞和細胞的膠原蛋白含量高，且分布不規則，所以肉質較硬。薄切至能透視看到盤子的程度，再沾柚子醋醬汁品嘗。

材料
河豚 1 尾、梅干 1 顆、水芹菜 1 棵、檸檬 1/8 顆、蔥絲適量

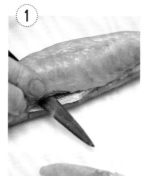

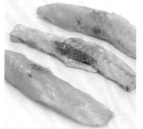

熟成 24 小時以上的河豚，從魚頭往魚尾一口氣切開，將魚肉和骨頭分離，分切成長條狀。

附著在魚肉上的膜，從魚尾往魚頭方向剝除。

TIP
剝下的膜可以烤或涮來吃。

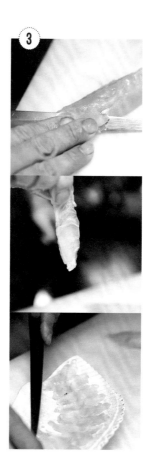

魚尾部分切下，只使用魚身的肉，將其切成薄片，與柚子醋醬汁一起品嘗。

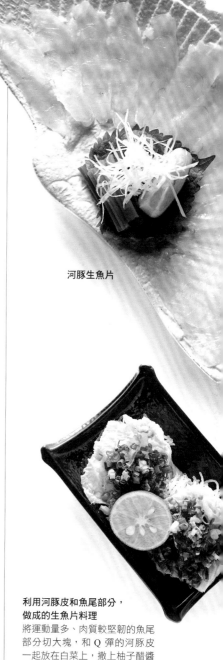

河豚生魚片

利用河豚皮和魚尾部分，做成的生魚片料理
將運動量多、肉質較堅韌的魚尾部分切大塊，和 Q 彈的河豚皮一起放在白菜上，撒上柚子醋醬汁。

炸河豚

將河豚魚身以外能食用的部位，用醬油醬汁稍微醃過，再迅速油炸而成。油炸過的河豚，口感不輸肉類，非常有嚼勁。

材料
河豚骨 1 尾份、河豚下巴骨 1 尾份、糯米椒 1～2 根、檸檬 1/8 顆、麵粉適量

醬油醬汁
清酒 100ml、濃醬油 200ml、味醂適量

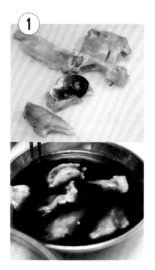

① 處理好的河豚骨和下巴骨（頭、嘴、胸骨、中骨部分），泡入醬油醬汁中 30 秒再撈起。

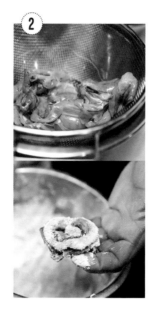

② 過篩以去除水分，再沾上一層薄薄的麵粉。

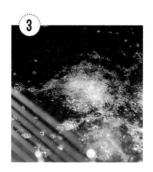

③ 放入加熱至 180℃ 的油中迅速油炸，再與糯米椒、檸檬一起盛盤。

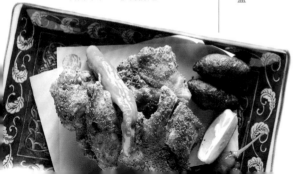

烤河豚魚白

在河豚魚白上稍微撒鹽，與昆布一起烤，昆布的鹹香滋味與鮮美溫和的魚白搭配，非常適合。

材料
河豚魚白 1 尾份、昆布 2 片（10×10cm）、梅干 1 顆、鹽適量

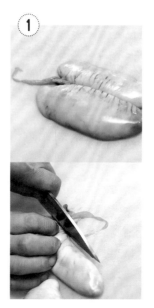

① 去除河豚魚白中間連接的薄膜，再於流水下沖洗。

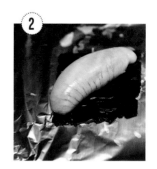

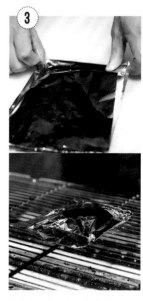

② 用溼布將昆布表面擦乾淨，將魚白放上去，並撒一點鹽。

③ 魚白和昆布一起用鋁箔紙包起，以直火來烤。昆布的香氣和味道入味後，與梅干一起盛盤。

河豚清湯

這是一道暖呼呼的湯料裡，湯汁煮滾後，放入處理好的河豚、豆腐、香菇、白菜、青江菜等食材，能品嘗到有豐富鮮味的河豚高湯。

材料
河豚骨 1 尾份、日式高湯 1L、白菜葉 4 片、杏鮑菇 1 朵、香菇 1 朵、水芹菜 1 棵、青江菜 1 棵、豆腐 1/2 塊、蔥白 10cm、河粉適量

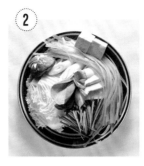

依序放入豆腐、杏鮑菇、香菇、蔥、白菜、青江菜、水芹菜，像涮涮鍋一樣擺放，最後放入河粉。

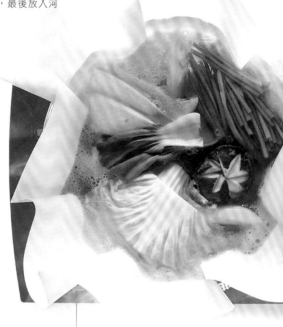

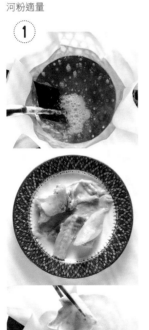

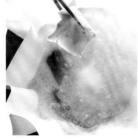

高湯煮滾後，放入處理好的河豚骨。

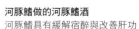

河豚鰭做的河豚鰭酒
河豚鰭具有緩解宿醉與改善肝功能的效果。河豚鰭酒是將河豚鰭用直火稍微烤得焦香，再放入溫過的清酒中。能感受到河豚生魚片品嘗不到的另類風味。

製作海鮮高湯
>>> SEAFOOD STOCK

以海鮮為材料做成料理的基本高湯，分成熬煮魚骨而成的鮮魚高湯（Fish Fumet）、利用昆布和柴魚煮成的日式高湯等各種海鮮高湯。不同於長時間熬煮、帶有香濃味道的肉高湯，海鮮高湯的特色是短時間就能完成，且味道清新爽口。適合搭配魚肉料理，而且幾乎所有日式料理都會使用日式高湯。

By 教授 Yamagata Ryo
（中村學園）

● 用昆布和柴魚片煮的日式高湯

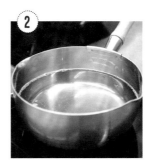

材料
水 1.8 L、柴魚片 40g、昆布 20g

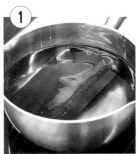

用稍微沾溼的布，輕輕擦拭昆布表面，如果以水沖洗，昆布的鮮味成分就會跑掉。鍋中放入水和昆布，用微火慢慢加熱至 60℃。

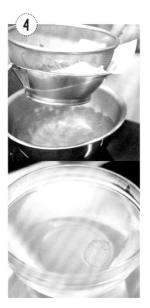

維持 60℃ 約 1 小時左右，待昆布的味道完全浸泡出來，將昆布撈起。如果溫度太高，就會產生苦味和腥味。

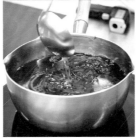

再加熱至 85℃ 後關火，輕輕放入柴魚片，注意柴魚片不可結成團，並馬上撈起來。

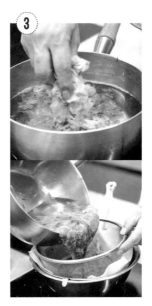

用包好棉布或紗布的篩子過濾高湯。過篩時不要擠壓柴魚片，或將剩餘的高湯擠出。

> **TIP**
>
> 以上述步驟煮好的高湯稱作「一番煮汁」，會用於製作以湯汁為主的湯料理。將高湯剩下的昆布和柴魚再加水重煮，即是「二番煮汁」，主要會加入燉煮料理中。

用魚骨煮的
鮮魚高湯

材料
魚骨 700g、洋蔥 100g、芹菜 80g、蘑菇 80g、白酒 200ml、水 600ml、橄欖油適量

香辛料包
大蒜 1 瓣、丁香 1 個、百里香 1 株、巴西里 1 株、月桂葉 1 片、胡椒粒 10g

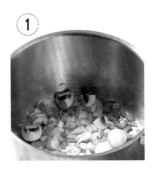

①

在熱好的鍋中淋上橄欖油，依序放入切碎的洋蔥、蘑菇、芹菜，仔細拌炒，注意不需炒到上色。

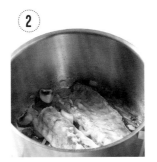

②

待洋蔥變透明後，轉成小火，放入魚骨一起炒。

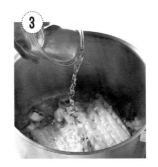

③

魚骨熟了之後，倒入白酒，同時將黏在鍋底的殘留物刮一刮，以增添風味。待白酒收乾至一半時，加入冷水。

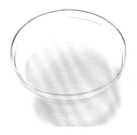

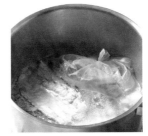

④

為了去除魚腥味，放入香辛料包煮 40 分鐘。

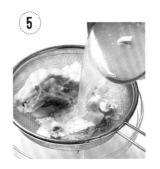

⑤

當高湯煮成白色後，用篩子過濾。

TIP

常用來製作搭配魚類料理的醬汁基底，例如白醬等，也可做成法式清湯或燉海鮮等。

用蛤蜊煮的
蛤蜊高湯

材料

蛤蜊 1kg、洋蔥 100g、大蒜 1 瓣、白酒 200ml、水 600ml、百里香 1 株、月桂葉 1 片、橄欖油適量

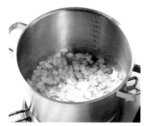

1

在熱好的鍋中淋上橄欖油,放入切碎的洋蔥和大蒜,炒至洋蔥變透明為止。

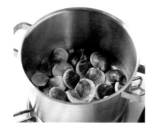

2

放入吐過沙的蛤蜊稍微翻炒,讓外殼均勻沾附一層油。

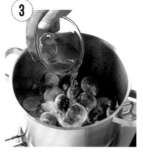

3

為了去除蛤蜊的腥味,加入白酒,煮到酒精揮發。

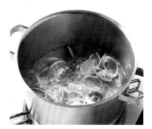

4

酒精揮發後,加入水、月桂葉和百里香。一邊煮、一邊輕輕攪拌,以免燒焦黏鍋。

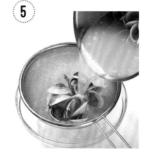

5

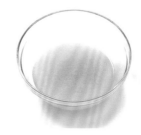

以中火加熱,蛤蜊殼打開後再煮5分鐘,即可以篩子過濾。

TIP

蛤蜊高湯可用於蛤蜊義大利麵或蒸貝類等料理,不過主要會拿來做成醬汁,替料理增添鮮味。

用甲殼類煮的
鮮蝦高湯

材料

蝦頭與蝦殼 700g、洋蔥 100g、芹菜 80g、胡蘿蔔 80g、胡椒粒 10g、整顆番茄 200g、白蘭地 200ml、水 600ml、大蒜 2 瓣、巴西里 1 株、百里香 1 株、月桂葉 1 片、橄欖油適量

1

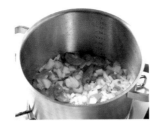

在熱好的鍋中淋上橄欖油，依序放入切碎的洋蔥、芹菜、胡蘿蔔拌炒。

2

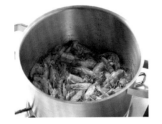

放入蝦頭和蝦殼，炒至變成紅色後，放入大蒜繼續炒。

3

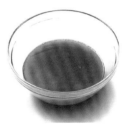

一邊倒入白蘭地，一邊將黏在鍋底的殘留物刮一刮。

4

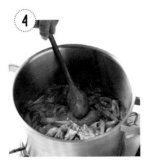

放入剝好皮的番茄，一邊炒、一邊仔細壓碎。倒入冷水，以中火加熱 50 分鐘，並持續攪拌以免燒焦。

5

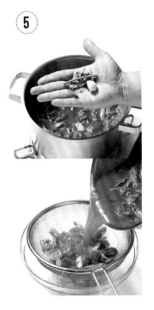

放入月桂葉、巴西里、胡椒粒、百里香，稍微煮一下後過篩。此時要用力按壓湯料，讓濃郁的味道散發出來。

> **TIP**
>
> 將甲殼類的濃郁風味熬煮出來，可作為義大利麵和燉飯使用的高湯。也可再加入紅酒一起熬煮，做成醬汁。

PART 4

閱讀
生鮮

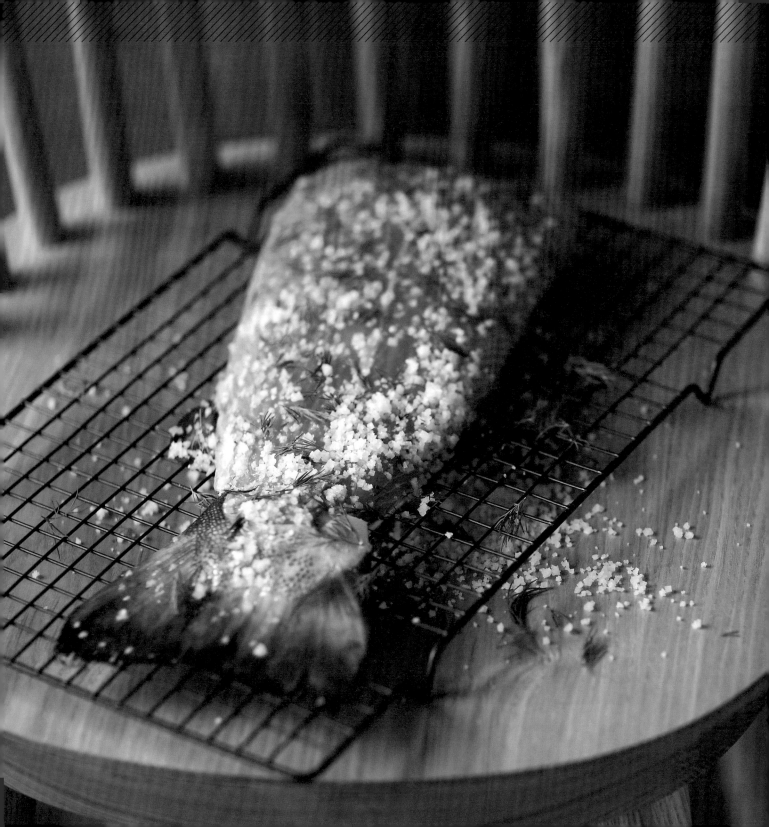

海鮮的鹽漬
>>> 海鮮保存法 1

鹽漬是歷史最久遠的保存法，也是為了保存所有的海鮮，必須經歷的第一個階段。細菌或黴菌等造成腐敗的菌種，在高鹽度的環境下，會因為乾燥而死亡，所以利用此原理，暫時抑制細菌的繁殖。

發酵・熟成過程
清洗 〉處理 〉鹽漬 〉保存

正式鹽漬之前，先將海鮮清洗乾淨，並處理魚鰓和內臟等。海鮮的大小、種類、脂肪含量等，都會對鹽漬效果造成影響；若脂肪層較厚，鹽分的滲透速度自然就慢。最好準備品質佳的鹽，如果鹽中參雜了鈉以外的雜質，碰到蛋白質就會凝固變硬，而延緩其滲透。為了防止鹽分過度滲透或過乾，鹽漬後的海鮮，一定要用流動的冷水清洗再保存。

鹽漬方法
1.撒鹽法

在海鮮上撒鹽，使鹽均勻沾附於其表面和腹腔的鹽漬方法。當海鮮碰到鹽，便會釋出水分，而鹽分會滲入海鮮內部，產生滲透壓現象。這種現象會持續一段時間，因此只要少量的鹽，也能在短時間內進行鹽漬。但鹽分接觸不到的部分，就會出現滲透不均勻或只有部分乾燥的現象。

2.浸鹽法

將海鮮泡入鹽水一段時間的鹽漬方法，又稱作鹵水（Brine）。鹽分能均勻滲入所有部位，對海鮮造成損害的可能性最小；由於不太能接觸到空氣，脂肪成分不易變質。但需要長時間讓海鮮吸收鹽分，如果想達到足夠的鹽度，必須不時將海鮮翻面。

鹽漬海鮮

為了將容易變質的海鮮，從產地供應到內陸，就需要使用鹽漬法。例如韓國的安東鹽鯖魚，因為海鮮變質前會產生酵素，所以運送時，趁鯖魚尚未腐敗，多撒一次鹽，鹽碰到酵素便會提出鮮味，這就是鹽鯖魚美味的祕密。鹽漬海鮮在全世界都很受歡迎，像是歐洲國家喜歡的鹽漬鱈魚，義大利稱其為 Baccalà，西班牙則叫Bacalao。料理前至少要泡水三十六個小時，以去除鹽分。

# 海鮮的發酵・熟成
>>> 海鮮保存法 2

當鹽分碰到海鮮中的蛋白質、碳水化合物和脂肪時，會產生獨特的作用，隨著時間過去也不會腐壞，反而因為微生物的酵素而分解，並帶有獨特的味道和香味，這就是所謂的發酵或熟成。

發酵・熟成過程

（海鮮＋鹽分）＋微生物酵素 》》發酵
（海鮮＋鹽分）＋時間 》》熟成

嚴格來說，發酵與熟成是不同的概念。發酵是指黴菌、酵母、細菌中的酵素產生作用，將海鮮的蛋白質加速分解成核酸系胺基酸，變成能釋放鮮味的成分，並形成散發酸味的乳酸等有機酸。不過，可長時間保存的海鮮醬或魚醬等，其發酵和熟成乃是同時進行。

海鮮發酵・熟成的食品

海鮮體積愈小，酵素的作用就進行得愈快，但發酵完成並不代表能永久保存，如果不了解原理而過度發酵，就會造成酸敗。由於酵素在十五至四十度的常溫環境下最活躍，假如想停止發酵，可採用冰凍或加熱的方式。

1.食醯

提到發酵和熟成的海鮮時，一定不能遺漏魚醬與食醯。食醯是代表性的發酵食品，製作方式是將海鮮用鹽醃漬後，再和小米飯或米飯，以及辣椒粉混合，短時間熟成並發酵。過程中會產生乳酸，原本帶有腥味的海鮮，就會轉變為具酸味與香氣。

2.鮒壽司（ふなずし，funazushi）

為了長時間保存海鮮，因而發明了日本的代表性料理 —— 壽司。早期壽司的外觀和現在不太一樣，比較類似日本琵琶湖周邊近江一帶的傳統料理「鮒壽司」。去除鮒魚的內臟後用鹽醃漬，再將米飯塞入魚肚中，進行數個月的發酵。這種壽司統稱為熟壽司（なれずし，narezushi），其中的米飯並非為了食用，而是促進發酵的催化劑。

3.臭魚醬（Prahoc）

柬埔寨的一種魚醬，將淡水魚處理過後，放入用竹子做成的桶子中，加入鹽並以腳踩爛，再經過三年的發酵，味道非常強烈，與放了很多魚醬做成的陳年泡菜相比，一點也不遜色。

4.冰島發酵鯊魚肉（Hákarl）和斑鰩

將小頭睡鯊的魚肉處理過後，埋到小石頭底下三個月，取出後懸掛在通風處，風乾七個月，便會產生近似起司的香氣，有點類似韓國的醃斑鰩。骨骼由軟骨組成的魟魚、鯊魚和鰩魚等，在發酵熟成的過程中，會和氮結合，並產生阿摩尼亞的氣味。

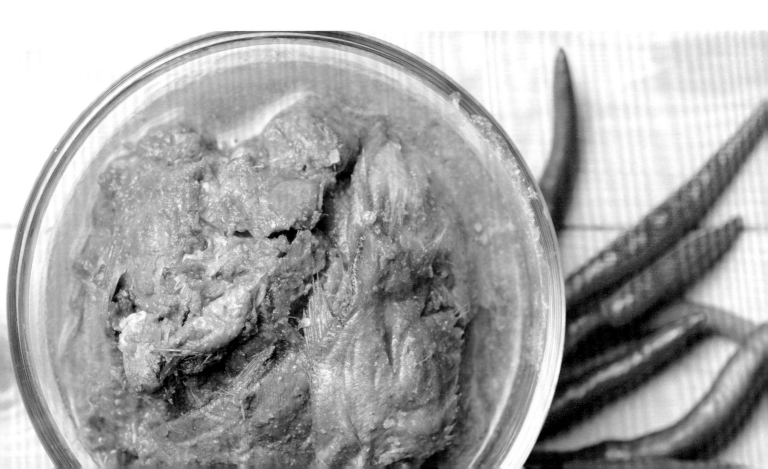

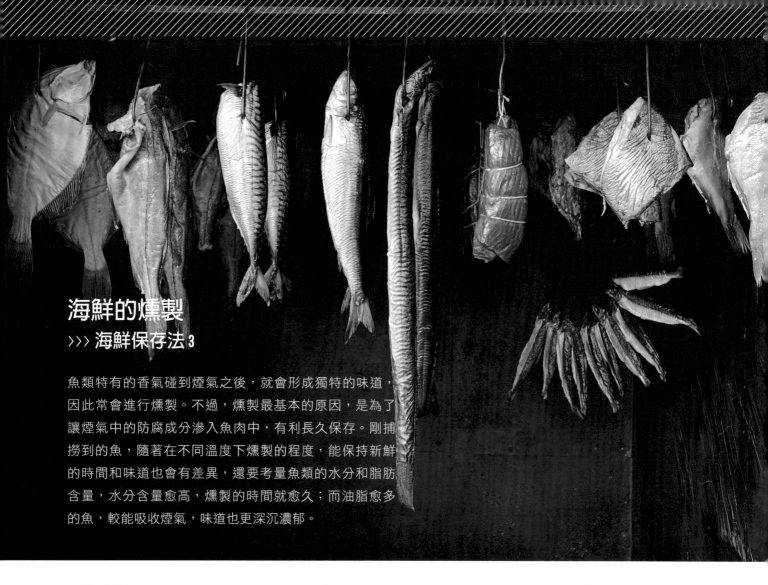

海鮮的燻製
〉〉〉海鮮保存法 3

魚類特有的香氣碰到煙氣之後，就會形成獨特的味道，因此常會進行燻製。不過，燻製最基本的原因，是為了讓煙氣中的防腐成分滲入魚肉中，有利長久保存。剛捕撈到的魚，隨著在不同溫度下燻製的程度，能保持新鮮的時間和味道也會有差異，還要考量魚類的水分和脂肪含量，水分含量愈高，燻製的時間就愈久；而油脂愈多的魚，較能吸收煙氣，味道也更深沉濃郁。

燻製準備過程
清洗 》 處理 》 鹽漬 》 乾燥 》 燻製 》 保存

燻製大致可分成五個階段，首先要處理海鮮的內臟及放血，然後清洗乾淨，暫時阻隔讓細菌增殖的環境，接著備好鹽，因為鹽漬是燻製的必要步驟。最好挑選無苦味且不含雜質的純鹽，不但能增添風味，更藉此形成抵抗細菌的一道防護罩，還能透過滲透壓現象，讓肉質變硬且維持原來的形狀。鹽漬過的海鮮，要用流水清洗，再放置通風處風乾，乾燥的海鮮在顏色和味道上，需維持均勻的品質，如此便完成燻製前的準備過程。

燻製法

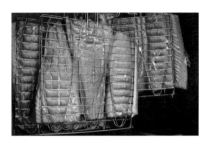

1.冷燻法 Cold Smoking

歷史最悠久的燻製法,在十五至二十五度的低溫下,以三至四週的時間來吸附煙氣,在乾燥過程中,需隨時保持通風,燻製方式相當繁瑣,要特別留心。因為曝露在煙氣中的時間很長,海鮮會慢慢變成褐色,肉質容易變硬。溫度稍微降低,便無法完全乾燥,溫度太高則會開始腐壞。

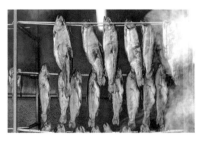

2.熱燻法 Hot Smoking

在九十度以上的高溫環境,利用相對短的時間來燻製的方法。與冷燻法燻製的魚類相比,保存時間較短,想長期保存的話,就需要冷藏。肉質會變得格外柔軟,加上其便利性和效率高,因此是最普遍使用的方式。利用橡木、檜木等香木,或者櫻桃、蘋果等水果來燻製,能讓具抗菌作用的酚類物質,也滲入肉質之間。

適合燻製的海鮮

鮭魚、牡蠣、緋魚、鱈魚等

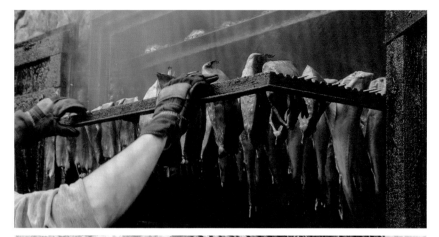

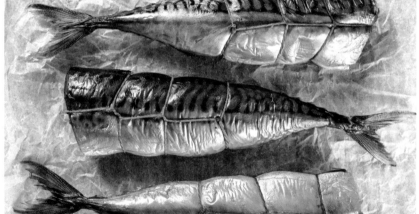

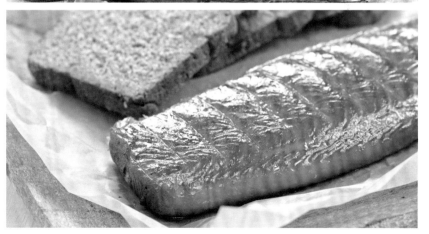

全面了解明太魚

明太魚（黃線狹鱈）和韓國人的飲食生活有密切關聯，同時也是歷史上非常神聖的食材。韓國人搬家時，為了避免厄運發生，會把明太魚掛在門柱上，而祭祀的供桌也絕對少不了明太魚乾，因為明太魚各部位都能利用，被認為是純粹的食物。從魚卵、魚肉到內臟皆可食用，以下便詳細介紹重要的明太魚。

明太魚
韓國漁獲量最多的鱈科魚種，也是最平民化的魚類。喜好二至十度的低溫海水，屬於寒流性魚類，也會棲息在北美和北海道等地，嚴格來說，可算是北太平洋全區主要的魚種。

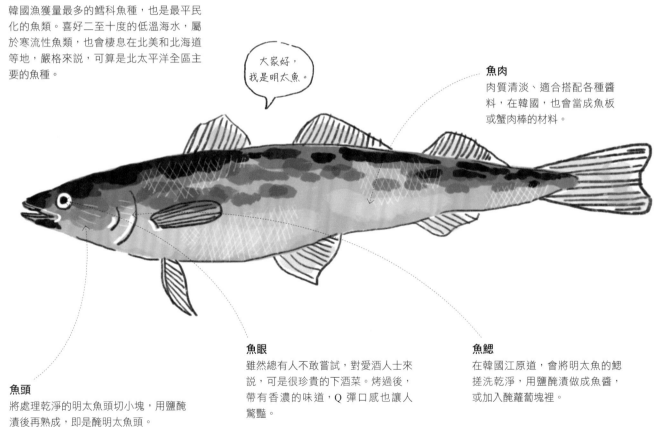

大家好，我是明太魚。

魚肉
肉質清淡、適合搭配各種醬料，在韓國，也會當成魚板或蟹肉棒的材料。

魚眼
雖然總有人不敢嘗試，對愛酒人士來說，可是很珍貴的下酒菜。烤過後，帶有香濃的味道，Q 彈口感也讓人驚豔。

魚鰓
在韓國江原道，會將明太魚的鰓搓洗乾淨，用鹽醃漬做成魚醬，或加入醃蘿蔔塊裡。

魚頭
將處理乾淨的明太魚頭切小塊，用鹽醃漬後再熟成，即是醃明太魚頭。

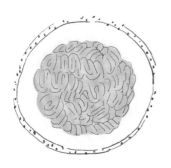

魚肝

過去會使用魚肝的脂肪，即魚肝油來點燈。脂肪中含有豐富的維他命A，有助視力保健。朝鮮後期的文官李裕元在其著作《林下筆記》中寫道：「食用明太魚，或以明太魚點燈，能護眼明目。」故有此一說，以「明太」命名，乃是源自中醫的含義。

魚白（精巢）

有許多人將公明太魚的生殖巢誤認為魚卵，其實那是精巢。彎彎曲曲的模樣，以及如同奶油般的口感，別具風味。請特別注意，外形像腦一般、輪廓鮮明的魚白，則是鱈魚的魚白。

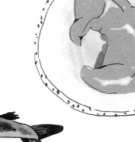

魚子・卵巢・卵囊

母明太魚的生殖巢「卵巢」，即卵囊或魚子。有著滿滿魚卵的明太魚卵巢，是明太子的主要材料。

內臟

將明太魚的腸子加入鹽、辣椒粉等調味料，可醃漬成腸卵醬，具有脆脆的口感。

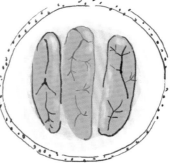

黃太魚

嚴冬中，讓明太魚在高地山間的棚架上，經過反覆結冰和融化的過程，就成了帶著黃金色澤的乾明太魚（黃太魚）。晚上時，魚肉中的水分會結成冰，白天則融化蒸發，肉質會變得柔軟且呈淺黃色。口感類似沙蔘，因此又叫沙蔘明太魚。

凍明太魚

為了長久保存明太魚而冰凍起來，製成凍明太魚。與新鮮明太魚一樣，主要會燉煮或做成湯鍋，久煮後，帶有濃郁的味道。

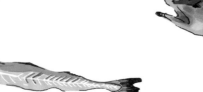

北魚（乾明太魚）

晒乾的明太魚，又稱作「乾太」。將未經冰凍的明太魚直接晒乾，就成了北魚，或者也可先冰凍再快速乾燥；過程中，明太魚的肉質會蜷縮、變成堅硬的狀態，這也是為何煮北魚湯時，需要用木棍搥打的原因。特色是仍能保持肉質的紋理，咀嚼起來有柔軟的口感。

小明太魚

生長約一年的小明太魚，韓語的小明太魚（노가리）也有謊話的意思。

小掛鼻（穿鼻魚）

將四至五隻去除魚鰓和內臟的明太魚，以工具穿過鼻子、掛起晒乾，便稱作小掛鼻。不會晒到全乾，而是半乾的程度，肉質乾軟，蒸過後，會呈現和明太魚或新鮮明太魚完全不同的風味。

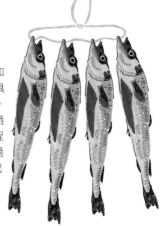

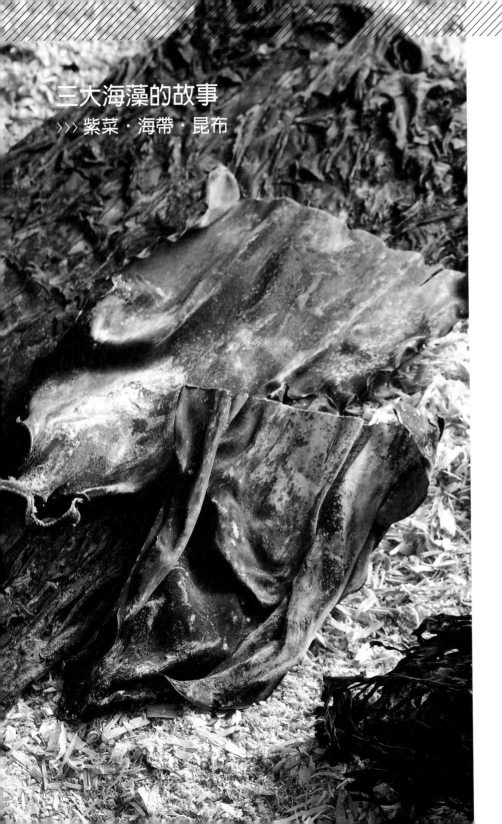

三大海藻的故事
>>> 紫菜・海帶・昆布

●

紫菜

自然產的紫菜像苔蘚一樣，附著水中的石頭生長，不過數量少，目前還是以養殖的紫菜為主。在韓國的水產物養殖歷史中，紫菜乃是時間最悠久的一種。一九〇八年編著的《韓國水產誌》提及，早期紫菜的養殖主要是插上竹子等枝條，讓紫菜附著其上；到了十九世紀中期，莞島的漁夫發現捕撈魚類的竹簾上卡著紫菜，便正式製作養殖道具。韓國代表性的紫菜養殖地是從全羅南道光陽開始，然後經過莞島才更加興盛。包括韓國在內，東亞三國都會養殖紫菜，而具有悠久歷史且出色的韓國紫菜更獲得肯定。紫菜具有海水的鹹味與海藻的甜味，因此又稱作海苔或甘苔。

紫菜的種類

傳統紫菜	愈上方長得愈寬，有著放射狀紋路的紫紅色紫菜。加工成乾燥紫菜時，顯得較薄並帶點鮮豔的顏色。
韓式飯卷用紫菜	以養殖海苔中長且柔軟的甘紫菜製成。為了避免做飯卷時破裂，因此製作過程中，比其他紫菜疊了更多層，顏色相對較深也較厚。
石紫菜	石紫菜有著粗糙的表面，會混合條斑紫菜一起加工。
礁膜紫菜	混合紫菜和礁膜加工製成，能品嘗到兩種海藻和諧的風味。
調味紫菜	不同於其他紫菜，區分方法並非用長度、顏色、棲息地或形態，而是以調味與否為準。此為最普及的一種紫菜，通常會塗油或撒鹽再烤。

●

海帶

韓國自古以來，海帶就是進貢到宮中的貢品，也會輸出至中國。中國的古文獻合集《類書》則提到，「在咸興前海採收的海帶味道出色」，以及「高麗人留意到鯨魚生產後的行為，便開始讓產婦食用海帶」。韓國具有讓分娩後的產婦喝海帶湯的風俗習慣，這是有科學根據的，因為其主要成分為碘，還有豐富的鈣和纖維質，並且吸收率高。天然海帶多棲息在相對低水溫的東北亞沿岸，最近地中海、北大西洋等地也發現其蹤跡。以前會將多束海帶重疊後晒乾，但為了防止在梅雨季潮溼的天氣下變質，現在會先用熱水汆燙，鹽漬後再晒乾。

韓國海帶的種類

機張海帶	從東海機張前海中採收的海帶。在有多樣浮游生物的水域中生長，有著豐富養分和濃郁味道，還會出口到中國。
莞島海帶	生長在包括全羅南道莞島的南海近海，占韓國九五％的海帶產量。
姑浦海帶	從慶尚北道蔚珍郡的姑浦海岸採收的海帶。為自然產的石海帶，韓國歷史上曾有進貢到宮中的紀錄。

●

昆布

自古就被當成食材的海藻類，其中北海道產的真昆布最知名。原本生長在寒冷地區的海藻類，隨著技術的發達，現在韓國除了濟州島以外，全部的海岸都有養殖。昆布又被稱作天然調味料，含有麩胺酸鈉成分，日本與韓國都會用來熬煮高湯。六月左右梅雨季之前採收的昆布，經過乾燥後最美味。愈寬的昆布，品質愈好。

昆布的種類

真昆布	北海道有頂級的真昆布，韓國主要分布在東海一帶。厚實且品質佳，可熬煮出清爽的湯頭。
鄂霍次克昆布	主要分布於東海、西海、日本北海道，外觀為深綠色。比真昆布的香味更濃且較硬。
長昆布	附著在韓國、日本、中國等東北亞低潮線的岩石或石頭上，質感較為柔軟。
羅臼昆布	分布在日本羅臼等地，呈茶褐色，特色是藻葉大。

全世界的海鮮發酵醬汁
>>> 魚露（FISH SAUCE）

由海鮮發酵製成的醬汁，源自製作魚醬的過程中產生的清澈湯汁。當海鮮的內臟和肉質發酵後，蛋白質會被分解為麩醯胺酸，此時便會產生鮮味。醬汁液體中的濃縮鮮味，就是魚露受到全世界喜愛的祕訣。二十世紀初期，日本的池田菊苗博士，提出「旨味」（鮮味）的概念，直到一九八〇年，在科學上，鮮味才正式被認定為一種基本味道。有關魚露的由來眾說紛紜，但有一項可以確定的事：魚露乃是在發酵海鮮、尋找極致的鮮味過程中所誕生。

魚露的歷史

關於魚露最初的歷史紀錄，可追溯自西元四世紀後期到五世紀初期之間。古代的美食家阿皮基烏斯（Apicius）撰寫的《羅馬時代食譜集》（*Collection of Roman Cookery Recipes*），可算是人類史上第一本料理法的印刷品。根據書中記載，古羅馬時代已存在一種叫做 Garum 的魚露，作法和現代相比並沒有太大的差異；將鰻魚、沙丁魚、鯖魚等用鹽醃漬，風乾數個月，清洗過後再使用，也會加入牡蠣、紅酒、香草或醋。另外，亞洲在一千年前便開始製作魚露，據說是透過貿易通道絲路來流通，主要使用的是鰻魚科小魚種，而非在地中海捕捉的鯖魚或鮪魚。此後，魚露便發展成獨樹一格的醬料。

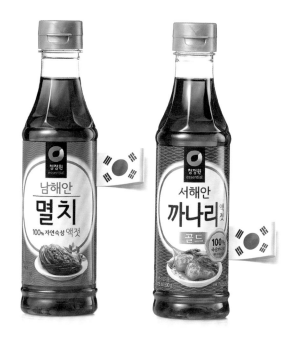

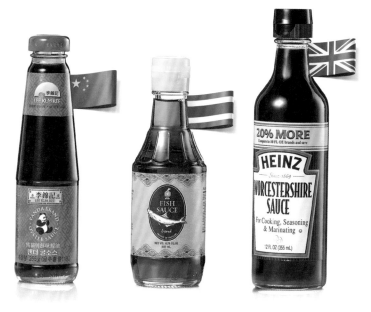

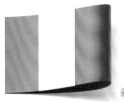

義大利

義大利鯷魚魚露（Colatura di Alici）

和羅馬時代的 Garum 最為類似的魚露。將義大利地中海的阿瑪菲（Amalfi）當地所鹽漬的鯷魚醬，放入橡木桶中熟成三到四年所製成。如果說東南亞的魚露是稀釋成二〇％的形態，義大利鯷魚魚露就是濃縮版的魚露。使用時只需極少量，適合搭配加入歐洲鯷的凱薩沙拉，或是橄欖油義大利麵。

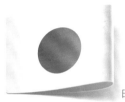

日本

鹽魚汁（しょっつる，shottsuru）

日本秋田縣的特產。將叉牙魚做成的魚醬，經過加熱過濾的步驟所製成，是日本三大魚露之一。在秋田縣會以鹽魚汁調味，再放入叉牙魚、牛蒡、豆腐等做成鹽魚汁鍋。

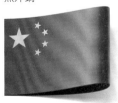

中國

蠔油

用鹽醃漬生蠔並進行發酵時，以其釋放出的萃取液製作而成。類似濃稠的醬油醬汁，略鹹且帶有強烈風味，可代替醬油使用。只要加一點蠔油，牡蠣濃厚的風味就能增添料理的鮮味。適合用於中式熱炒料理。

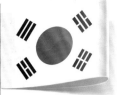

韓國

玉筋魚魚露

將挑選過的玉筋魚和鹽混合，放置通風處熟成一年以上，再把發酵的玉筋魚煮過一次，過濾出清澈的湯汁製作而成。不太有腥味且清澈，通常會用在湯鍋或涼拌調味。

鯷魚魚露

製作方法和玉筋魚魚露類似，不過主材料是鯷魚。帶有魚醬強烈特殊的香氣，有些人會排斥這種氣味，由於具有深沉的鮮味，很適合當成泡菜的醃料。韓國全羅南道和慶尚道等南部地方，多會用來做成泡菜醃料。

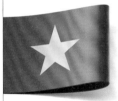

越南

越南魚露（Nước Mắm）

Nước Mắm 指用魚或肉類做的魚醬，幾乎所有越南料理都會使用這種傳統醬料。作法是將小型的鯷魚科魚類鹽漬並發酵，帶有透明的紅色色澤。與韓國的鯷魚魚露相比，氣味較淺且具甜味。不同生產地區，在味道上略有差異，北越呈現深沉風味，南越因為加了椰子汁，味道較溫和。還可活用在各種醬料中，有做成調味醬形態的水蘸汁（Nước Chẩm），或加入其他材料混合製成的沾醬（Nước Mam Pha）等。

泰國魚露（Nam Pla）

將鯷魚科或鯖魚科的小魚，加入鹽發酵而成的醬汁，作法類似越南魚露。外觀清澈透明，但有魚露香氣和獨特鹹味。加熱後香味會變淡，主要會加入湯料理中提味。

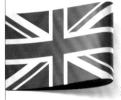

英國

伍斯特醬（Worcestershire Sauce）

曾任印度總督的英國貴族返回英國後，為了重現印度醬汁的味道，便僱用藥師來製作。一八五〇年間，在英國伍斯特郡當地的作坊製造，便以此命名。水中放入洋蔥、胡蘿蔔等各種蔬菜一起煮，再加入歐洲鯷、鹽、糖蜜、肉豆蔻等香辛料，經熟成後製作而成。

TIP

魚露的保存方式

用鹽醃漬熟成的魚露中，含有能抑制黴菌或細菌繁殖的成分，可置於室溫下保存，不過如同保存紅酒一樣，需考量變質的可能性。若想長久維持新鮮，建議放入冰箱冷藏，但要注意加了糖的魚露，在二十三度以下的環境中，糖可能會結晶成團。

烏魚子的魅力
>>> DRIED GRAY MULLET ROE

魚卵指的是魚的卵，也意指用鹽醃漬或曬乾而成的魚卵。在東、西方都很常見的魚卵，就是烏魚子，烏魚味道清淡卻深沉，棲息範圍廣，無論何處都很容易取得。不過，製作烏魚子需要投入長久的工夫。在產卵期之前，要將整顆帶有魚卵的烏魚卵巢進行鹽漬，再經過壓製與乾燥的複雜過程，才能品嘗到烏魚子的美味。以下介紹不同國家看來類似卻不盡相同的烏魚子魅力吧。

1.韓國的靈巖魚卵

韓國的烏魚子之中，首推全羅南道靈巖的烏魚子，又以金明子匠人製作的烏魚子最知名，不僅烏魚品質優良，還富含了匠人的精神。棲息在靈巖附近榮山江中的烏魚，以其美味而享有盛名。到了農曆三至五月，捕撈具飽滿魚卵的烏魚，並取下其卵巢。仔細分離後，泡入鹽水中去除血水，再根據魚卵大小和顏色，浸至稀釋成不同濃度的朝鮮傳統醬油中醃漬。接著，經歷乾燥的過程後，再用木板壓製成形。為了避免魚卵破裂，需細心地調整壓力的時間，並持續將近三天左右。之後置於通風陰涼處，一天翻面二到三次，慢慢地風乾。

為了預防黴菌滋生，不時得塗上芝麻油，經過這樣繁瑣的過程，靈巖魚卵才能製作完成。通常一塊烏魚子，至少需要花二十到四十天的時間。風味絕佳，是進貢到宮中的貢品，也是受到朝鮮兩班貴族喜愛的下酒菜。用燒熱的刀薄薄片下，讓表面的芝麻油稍微熔化後，小口慢慢品嘗便能感受到其濃郁的風味。

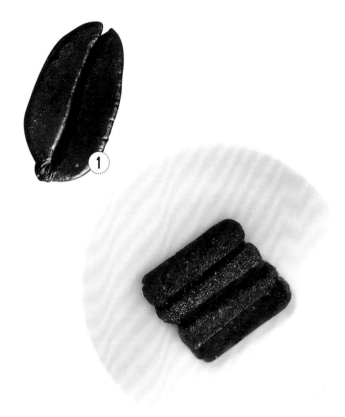

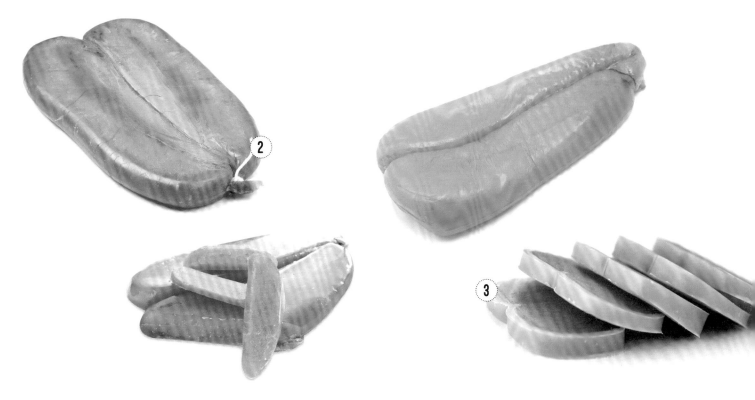

2.日本的唐墨（からすみ，karasumi）

將烏魚的卵巢取出，並注意不要破壞其外形，去除血水後，以大量的鹽進行熟成，之後再用醬油鹽漬與乾燥，過程和靈巖魚卵差不多。不過，唐墨不會用木板壓製、乾燥，而是放到平坦的木板上晒乾，此外，也不會塗上芝麻油。由於外觀和中國唐朝傳入的墨條相似，在日本便以唐墨命名。烏魚漁獲量多的長崎，當地新鮮的唐墨可謂極品。

3.義大利的鹽漬烏魚子（Bottarga di Muggine）

義大利語的 Bottarga 為「魚卵」，Muggine 則是「烏魚」。雖然有時會用鮪魚卵製作，但 Bottarga di Muggine 如同其名，是利用地中海附近的薩丁尼亞島（Sardinia）西側的鹹水湖中，捕捉到的烏魚所製成。將卵巢分離後，用手稍微搓揉，排出裡面的氣體，再用海鹽醃漬。接著輕壓並重新清洗，在陽光下晒乾，再反覆進行以上過程。

一般來說，長度為十至十八公分，呈現長長的淚珠形狀。乾燥程度不同，透明的程度或口感也會不一樣。乾燥後平整且堅硬的鹽漬烏魚子，會切或刨成薄片，加入沙拉或義大利麵中。滲入魚卵中的鹽分能提出深沉的風味，少量就能發揮調味的作用。此外，它還有「平民魚子醬」的趣味別稱。

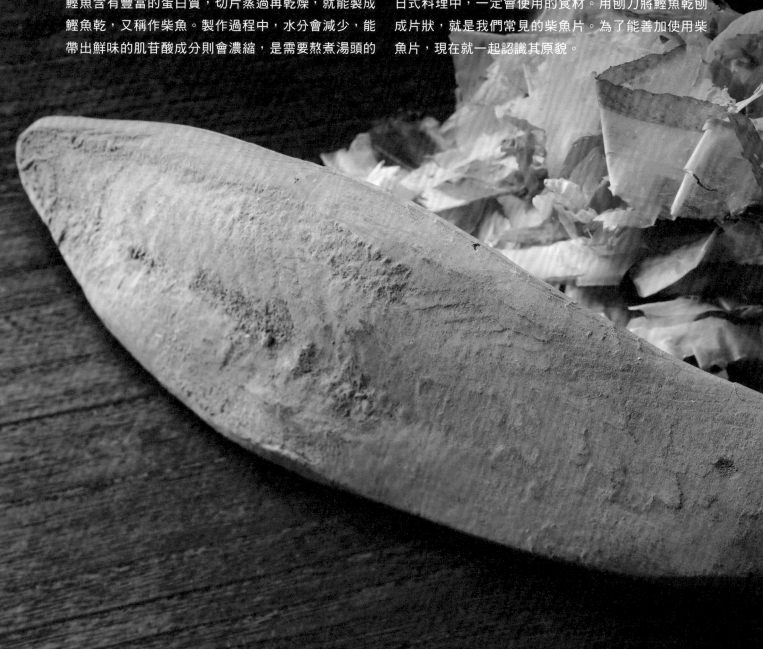

全面了解柴魚
>>> 鰹魚乾

鰹魚含有豐富的蛋白質，切片蒸過再乾燥，就能製成鰹魚乾，又稱作柴魚。製作過程中，水分會減少，能帶出鮮味的肌苷酸成分則會濃縮，是需要熬煮湯頭的日式料理中，一定會使用的食材。用刨刀將鰹魚乾刨成片狀，就是我們常見的柴魚片。為了能善加使用柴魚片，現在就一起認識其原貌。

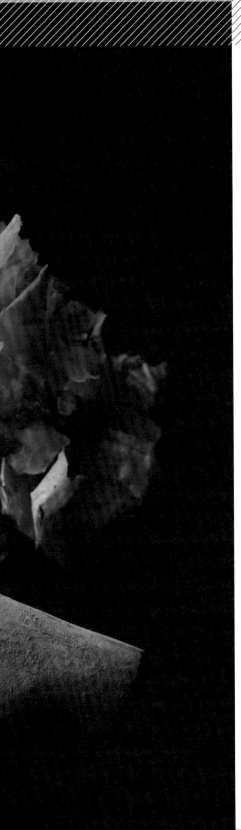

本節（ほんぶし，honnbushi）

將三公斤以上的大型鰹魚，分為骨頭、背肉、肚肉三部分，再切片製成。骨頭捨棄不用，背肉和肚肉則分別切半，共做成四塊。

龜節（かめぶし，kamebushi）

用二‧五公斤以下的小型鰹魚做成的鰹魚乾。同樣將鰹魚分成骨頭、背肉、肚肉三部分再切片，由於尺寸較小，背肉和肚肉不會再切半，一共會製成兩塊。

雄節	背肉做成的鰹魚乾
雌節	肚肉做成的鰹魚乾

製作鰹魚乾的六個階段

鰹魚乾在不同的製作階段，有不同的名稱和味道。

1.生切

將鰹魚分切成骨頭、背肉、肚肉三部分。

2.蒸

用小火加熱六十至九十分鐘，此時已去除骨頭和魚皮，稱作生利節（なまりぶし，namaribushi）。屬於不算太乾的鰹魚乾，不會拿來熬湯，而是用於燉煮料理等。

3.燻製和乾燥

將生利節煙燻後，放置室溫下乾燥，反覆進行煙燻和乾燥的過程，即成為荒節（あらぶし，arabushi）。燻製氣味融合鰹魚的味道，便開始產生香味。煙燻過的表面又黑又粗，因此又稱作鬼節（おにぶし，onibushi）。

4.修整

將荒節的表面削下並修整外形，就成了鰹魚乾的原貌裸節（はだかぶし，hadakabushi），不僅適合燉煮，也可熬煮大醬湯鍋等所需的湯頭。

5.日晒並發霉

將裸節日晒一到兩天，完全乾燥後，放入高溼度的房間中進行發霉過程，便成為枯節（かれぶし，karebushi），能熬煮出柔和風味的湯汁。晒乾再發霉的過程需反覆進行三次以上，才是本枯節（ほんかれぶし，honnkarebushi）；與枯節相比，帶有隱約的香氣且風味柔和。

6.刨削

在完成的鰹魚乾表面，用刨刀削成薄薄的片狀。此外，還有粉狀的形態。

壽司的奧祕

用單純的材料呈現味道豐富的壽司，必須經過匠人纖細的手法才得以完成。理解以下相關細節，便能充分享受這份極致纖細的料理。

TIP

主料（ねた，neta）放在飯上的壽司用海鮮。
醋飯（しゃり，shari）用醋調味過的壽司飯。
薑片（がり，gari）用醋醃漬的薑片。
醃蘿蔔（べったらづけ，bettarazuke）用鹽和酒麴醃漬成的甜蘿蔔。
醬油（紫，murasaki）日文原意為紫色，用來表示醬油的意思。
山葵（なみだ，namida）日文原意有眼淚之意。
蛋捲（玉，tama）玉子有雞蛋之意，取其中的玉字，代表壽司屋製作的蛋捲。
綠茶（あがり，agari）原文有「收尾」之意，指用餐結束時呈上的綠茶。
毛巾（おしぼり，oshibori）壽司屋中一開始提供的溼毛巾。

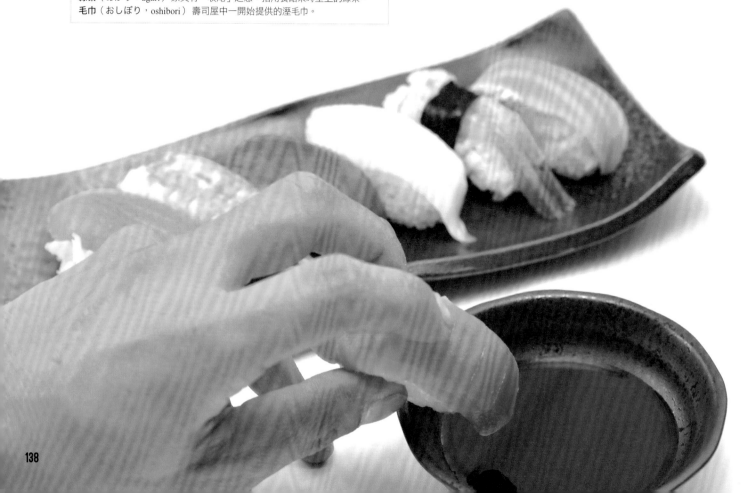

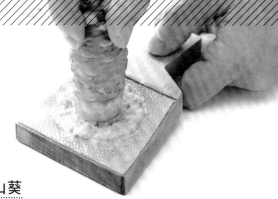

1.從清淡的壽司開始品嘗

為了充分感受壽司不同的味道，從比目魚等清淡的白肉魚開始食用，肉質較油且味道濃郁的鮪魚、窩斑鰶、鯖魚、鰻魚，最好後面再品嘗。

2.一上菜就要馬上享用

壽司是對溫度和水分很敏感的料理，捏壽司時，醋飯停留在手中的時間要盡量縮短，也是基於這個原因。相反地，醋飯如果太冷，飯和醋就容易分離，因此最好留意並盡快品嘗。

3.用手拿取、食用

雖然一般會使用筷子，但用手拿取才是最標準的方式。為了確保飯粒之間的空氣，所以會輕輕捏製壽司，放入口中時，飯粒便自然地散開，與主料完全融合。將沾了醬油的食材朝下抵著舌頭，然後放入口中，並且一口吃完。

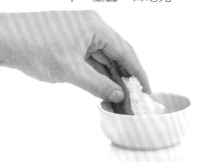

4.將醬油沾在海鮮上

為了不讓壽司散開，需將主料稍微壓住，然後朝下翻，將醬油輕輕沾在主料上。如果用醋飯沾醬油，飯粒就會散開，或是滲入太多醬油，而無法品嘗到材料的原味。

5.適度搭配山葵

壽司屋會使用現磨山葵，和山葵加工品相比，味道較為溫和，需注意品嘗時，山葵不能在醬油中拌開。將山葵稍微塗在海鮮上，再沾醬油即可。不過，通常捏壽司時，就會考量海鮮的肉質和風味，並加上適量的山葵，建議最好依此直接品嘗壽司均衡的味道。

6.用薑片清洗味蕾

夾取一小撮薑片食用，去除腥味或是香氣較重的海鮮壽司的味道。為了能好好品嘗，食用兩種不同的壽司之間，要用薑片清洗味蕾。

7.用溼毛巾將手擦拭乾淨

所有的壽司屋一開始都會提供溼毛巾。除了用餐之前，品嘗壽司中途，也要用溼毛巾擦拭手指，防止飯粒沾附在手指上。

8.結束時飲用溫熱的綠茶

品嘗完所有壽司後，用溫熱的綠茶清一清口腔，就能清爽地結束一餐。

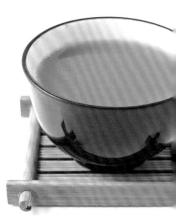

江戶前壽司
>>> 東京式壽司

壽司可分成兩個大類，以東京為中心的關東壽司，和以大阪為中心的關西壽司，而我們比較熟悉的是關東壽司。一般提到壽司，比較不會聯想到用箱子壓製而成的關西壽司（又稱箱壽司），而是指用手一個一個捏製而成的關東壽司。關東壽司又稱作江戶前壽司，因為東京的古稱是江戶。二百二十年前，在江戶前海捕撈到的新鮮海產所做成的壽司，便以此命名。以下透過重現傳統江戶前壽司的「鮨うお」（Susiuo）餐廳，重新認識壽司的本質吧。

By 鮨うお

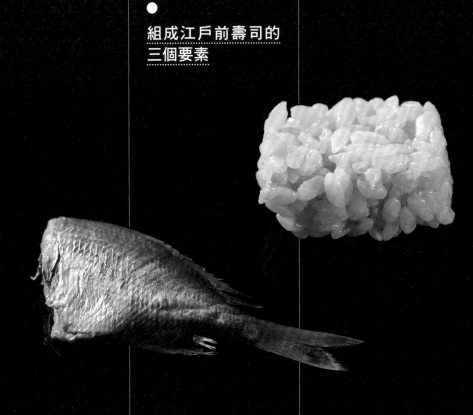

組成江戶前壽司的三個要素

主料

二百二十年前，在東京前海捕撈到的海鮮所做成的壽司，才能稱作江戶前壽司。現今江戶前壽司已成為東京式壽司技法的統稱，不過壽司的海鮮主料，一樣會使用當天最新鮮的食材。除了東洋鱸、鰤魚、鰏魚、魷魚、日本鳥尾蛤、鮑魚、鮪魚背、鮪魚肚等幾種最適合直接生食的材料以外，還會用醃或熟成的方式，來呈現最好的味道。熟成的海鮮彈性比活魚略遜一籌，儘管繁瑣，海鮮的熟成是傳統江戶前壽司必要的過程，能最大限度地提出食材本來的鮮味。

醋飯

我們很容易覺得壽司的主角是主料，不過影響壽司味道的第一個要素是醋飯。不會只使用一種米，而是混合多個品種，來調和飯的味道。無論是熱飯或冷飯，質地都很接近，以有適度彈性、不會結團或散開的米為佳。選擇醋飯時，從放入口中的瞬間、與海鮮的協調感，到吞嚥下去為止都要考慮。

江戶前壽司涵蓋的 三項哲學[6]

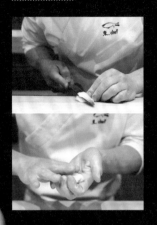

紅醋

一般來說，江戶前壽司會使用玄米醋，而「鮨うお」則使用玄米和酒釀[5] 一起熟成的紅醋，因此醋飯會帶有淡淡的紅色。紅醋遇到碳水化合物時，會產生隱約自然的甜味，既不刺激又能享受壽司深沉的風味。紅醋也會混合兩種來使用，又分成比目魚、鯛魚等清淡的白肉魚專用，以及鮪魚、鯖魚等紅肉魚專用的調和醋。

[5] 酒釀是將酒過濾後剩下的酒渣。

1.新鮮（生）

江戶前壽司的構成要素，儘管只有微小的差異，味道上也會呈現明確的差別。為了完美重現江戶前壽司，必須相當重視海鮮的新鮮度。

2.純粹（粹）

以始終不渝的努力和誠意，從第一道料理到最後一道為止，都要維持壽司整體的完成度。這就是在江戶前壽司純粹的境界中，能感受到它如同藝術品的原因。

3.意氣（氣）

江戶前壽司不只是單純的料理，就算只是一條魚，其中也包含匠人的靈魂和精神。

[6] 以上三項，日文的發音皆為いき（iki）。

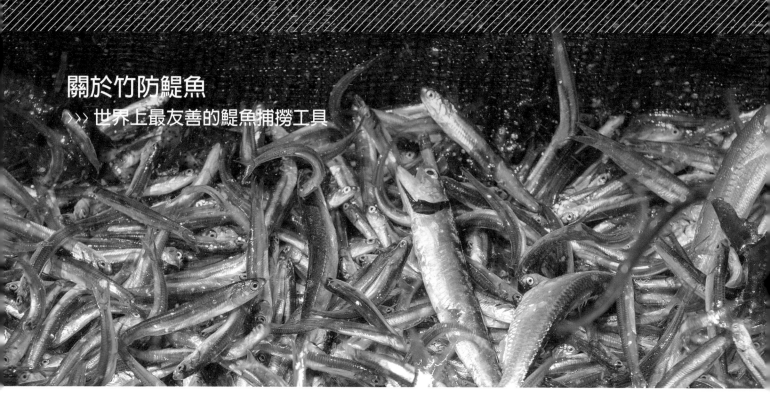

關於竹防鯷魚
>> 世界上最友善的鯷魚捕撈工具

韓國南海的只族海峽，不僅有明朗美麗的景觀，還住著一群心地善良的人們，這點從竹防簾上就能顯現出來，當地的漁夫們使用竹防簾，絕對不會違背自然規律。

有五百五十年歷史的韓國傳統漁業方式

竹防簾如同字面之意，是將竹子編織成的簾子圍在海中央，用來捕捉魚的一種方式。在水勢湍急的地方插上木樁，而木樁和木樁之間，用竹子編成的簾子設置成 V 字形漁籠。就算不另外放魚餌，在漲潮時鯷魚也會被水流推擠進去，可說是一種捕魚的陷阱。捕捉到的不只有鯷魚，白帶魚、短爪章魚、河豚，甚至是鮟鱇魚，因覬覦食物而跟著進到竹防之後，就再也無法逃脫，只能和銀色的鯷魚一起浮游其中。竹防簾的漁夫無須著急，只要在退潮時打開水門，將游進竹防簾裡的鯷魚撈出即可。韓國有超過三十種捕撈鯷魚的方法，例如撒下又寬又深的漁網，一次就能撈起一大群鯷魚，雖然效率高，但鯷魚很容易出現脫鱗等傷害。竹防簾捕捉到的鯷魚就大不相同，牠們能在漁場中保持浮游的狀態，而用撈網小心撈起，也不會傷到魚鱗，離水後鯷魚眼睛依然散發銀色光芒。稱其為世界上最友善的鯷魚捕撈工具，一點也不為過。

竹防簾的原理

如此讓人驚豔的竹防簾，其原理其實很簡單。在水流湍急之處，設置能將魚引流進入的 V 字形堤防，並在 V 字頂端中央設置圓形漁籠，把浮游的魚類推進其中。細密地插上櫟木，再將劈開的竹子編成簾子當成屏障，讓魚無法游出，魚就會隨著水勢慢慢進入漁場中。成群移動的鯷魚，具有往視野廣闊處移動的習性，一旦進入竹防簾中的圓形漁籠，碰撞到兩側的水

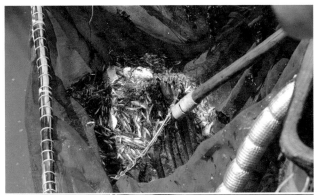

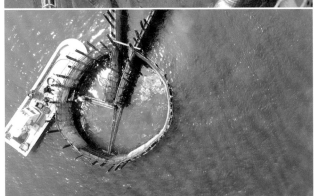

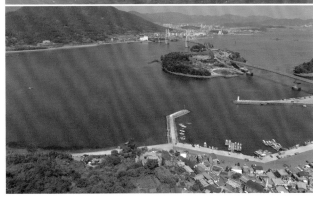

門，就會持續以 B 字形打轉而無法游出。打開圓形漁籠的水門進去，就會看到在魚籠中快速浮游的魚群，由於竹防簾中的地基較高，水深較淺，漁夫們能行走其中。打開水門之後，穿上工作服進入漁籠，再利用小的撈網將魚捕撈起來。掃過圓形魚籠的邊緣，撈網中滿滿的魚，在陽光的照射下，閃耀著銀色光芒。對漁夫來說，需要做的就只是將撈網收回而已。

尊重環境的環保漁業

目前韓國仍存留竹防簾，其中以只族海峽最多，由於位在兩個大海域之間，水勢湍急且潮水落差大，因此適合製作竹防簾。當漁夫捕捉到太多鰮魚時，會將水門打開，讓鰮魚游走，原因是靠海吃飯的人不可太過貪心。此外，竹防簾還具有大海清道夫的功能，漁夫的工作包括將進到竹防簾中的垃圾清除乾淨。

享用竹防鰮魚的方法

竹防鰮魚占韓國整體鰮魚的總漁獲量不到〇‧三％，是非常珍貴的存在。在竹防簾捕撈到的鰮魚，由於非常新鮮，建議馬上做成生魚片享用。加上魚一離水，就會馬上死亡，並非任何地方都能品嘗到，更顯現其獨特性。在鰮魚中加鹽發酵，就成了鰮魚醬，它是提出泡菜味道的重要食材之一。尤其韓國南部地區天氣炎熱，所以會加入更多的魚醬來醃漬泡菜。漁夫每天在烈日下，將竹防簾中的鰮魚撈出，生動地展現所謂的韓國味道。

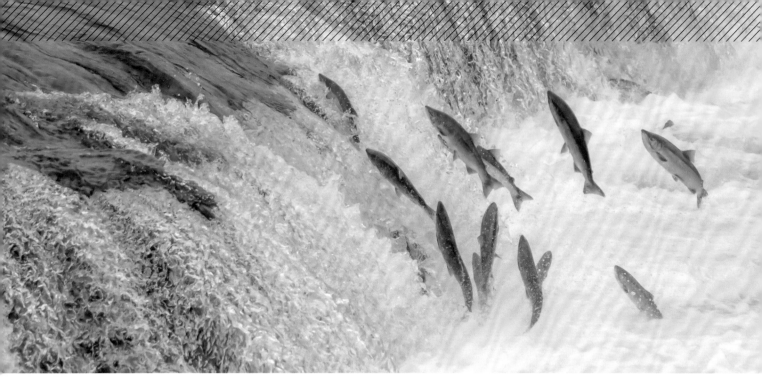

洄游性魚類

有些魚會一直待在同樣的地方生長，但也有在河流出生往大海移動、或在大海出生往河流移動，甚至從遠海往近海移動的魚類，因此被稱作洄游性魚類。魚類為了生存而自發性地移動，大部分是為了尋找食物，也有出自產卵或季節等特別因素而移動的魚種。

●
產卵洄游

溯河性魚類：鮭魚

產卵洄游的代表魚類就是鮭魚，牠們在海中生活一段時間後，會回到出生的河流中產卵，有著「母川回歸」的本能，因為是從大海到河流的洄游方式，便被歸類為「溯河性魚類」。九月底到一月之間的產卵期，是鮭魚非常辛苦的時期，公魚和抱卵的母魚不會吃任何東西，溯游回到河流產卵，完成其使命，為了一次產卵而奉獻所有。不過，鮭魚的一生並未結束，因為到了二月，出生的小鮭魚又會再回到大海中。一般長至成魚需要二至三年的時間，也可能更久。鮭魚主要棲息地在韓國東海岸、俄羅斯沿海一帶等，產卵地可分成日本北海道、北歐和北美。由於鮭魚是在海中生長，需特別注意海水魚中常見的海獸胃線蟲（Anisakis）。生食的話，一定要在負二十度以下冷凍後再使用。

其他的溯河性魚類有哪些？

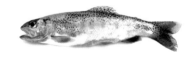

鱒魚
鱒魚也是在河川中出生後，大部分會回到海裡的溯河性魚類。不過，其中有部分會留在河川中生長，而成為山川魚這種獨特的魚種。

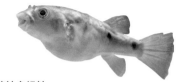

暗紋多紀魨
可食用河豚的一種，常用來做成料理。牠們會在西海沿岸和鴨綠江、臨津江、漢江等西海河口洄游。在海中生長四至五年後，再回到河流中產卵。暗紋多紀魨產卵洄游和毒性的相關性已被證實，三月卵巢變大的產卵期，毒性也變得最強。

降河性魚類：鰻魚

和鮭魚相反，在海中出生後，溯游到河流中生長，再回到海裡產卵的魚種。鰻魚便屬於這樣的魚類，我們稱作降河性魚類。鰻魚要回到大海前的二至三個月，會先在河口適應。到了開始吹起冷風的冬天，會往約三千公里外的大海移動，在移動的六個月期間，什麼也不吃，當結束產卵後便迎來死亡。由於生長期大部分都在淡水中，一般會將鰻魚稱作淡水鰻。最有名的就是風川鰻魚，「風天」是其主要棲息地，這並非地名，而是指韓國西海和南海的河流與海洋匯流的溼地，是輪流吹著海風和陸風的獨特地區，因此便命名為風川鰻魚。漲潮和退潮強烈的海流，加上淡水和鹹水浮游生物共存，在有著豐富食物的環境中，造就了鰻魚的肉質和濃縮的養分。

其他的降河性魚類有哪些？

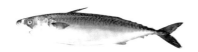

土魠魚
春天至夏天時，土魠魚會移動到臨近陸地的海洋產卵，直到魚苗長至成魚，便再次洄游到遠海棲息。分布於韓國的西海和南海、日本、中國、俄羅斯南部等北太平洋沿岸。屬於鯖魚科，特色是長得愈大，脂肪愈豐富。

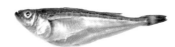

叉牙魚
據說有這麼一段有趣的傳說：萬曆朝鮮之役時，避難的韓國人原本稱牠為木魚，後來因為其味道的關係，便以銀魚命名，戰爭結束後，又重新稱作「叉牙魚」。屬於寒流性魚類，棲息在深海底的沙或土上，然後再到淺海海域產卵。長至十五至二十五公分的成魚，是大小剛好的魚種，可連骨一起食用。

季節洄游

隨著季節導致水溫的變化，尋找適合生長的溫度而洄游的魚種。

寒流性魚類
隨著寒流移動的魚類，以鯡魚最具代表性。冬季為產季及產卵期，從冬季到初春之間，會成群移動並產卵，可謂多產的象徵。鯡魚卵的薄膜具彈性，有著脆脆的口感。

暖流性魚類
尋找溫暖海水的魚類，春季會隨著洋流而洄游，以黃花魚最具代表性。漁夫們會循著黃花魚的移動路徑，來評估作業的時機。肉質軟嫩帶有甜味，在韓國很受歡迎，在魚類中堪屬首位，因此又叫宗魚。

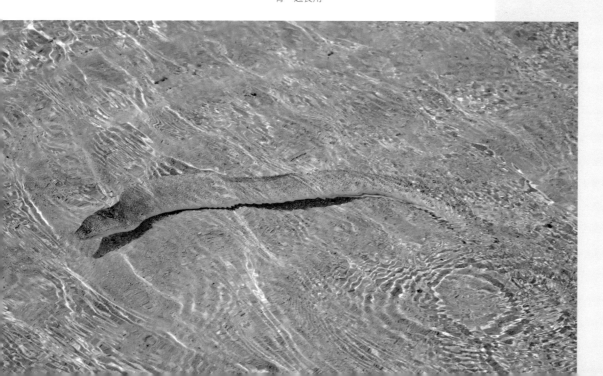

韓國魚蝦醬的種類

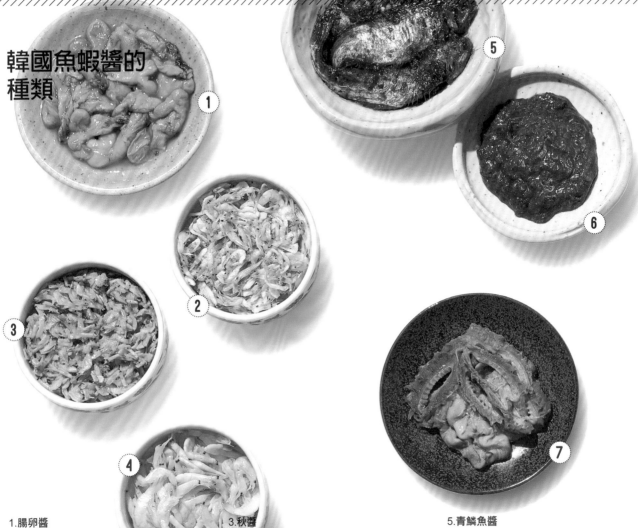

1.腸卵醬

將明太魚的魚腸、卵巢鹽漬後，發酵而成的魚醬，主要產地為東海岸的江原道一帶。將魚腸、卵巢泡入鹽水中，再一段一段分別洗淨。加鹽至完全去除水分的魚腸中，拌勻後放入甕中，上面撒一層鹽，最後密封起來。夏季約二十天、秋季五十天、冬季約要過一百天後，才能享用其美味。

2.冬白蝦醬

將一到二月間捕捉到的小白蝦，醃漬而成的蝦醬，因此稱作冬白蝦醬。

3.秋醬

指用八月補撈到的蝦子製作的蝦醬，外形比五月蝦小，肉質較軟。由於秋醬是在天氣涼爽時製作，為了保存更久，因此比五月蝦醬或六月蝦醬多加十％的鹽。主要會等入味後，當成醃漬泡菜的醬汁。

4.六月蝦醬

用六月補撈到的蝦子製作而成，因此稱作六月蝦醬。蝦尾呈紅色且顏色鮮明，蝦殼薄、肉質肥美，屬於蝦醬中最頂級的一種。不太有腥味，主要會當成涼拌用。

5.青鱗魚醬

用鯡科的魚所製成，外形比鯷魚大，產卵期時，脂肪和魚肉最肥美，尤其是農曆五至六月。朝鮮時代稱青鱗魚為蘇魚，在冷藏技術不太發達的當時，主要會做成魚醬食用。鱒魚醬也是御膳桌上常見的菜餚。全羅道稱作鱒魚醬，平安道則稱青鱗魚醬。會加入辣椒粉和切碎的青辣椒，涼拌做成小菜。

6.白帶魚內臟醬

春天捕撈到的白帶魚，將內臟取出並放入鹽拌勻，再裝進甕中醃漬，放置到夏天為止，來進行熟成。產地主要在全羅道和慶尚南道。味道香濃，可用來代替包飯醬，充分入味後還能拿來醃漬泡菜。

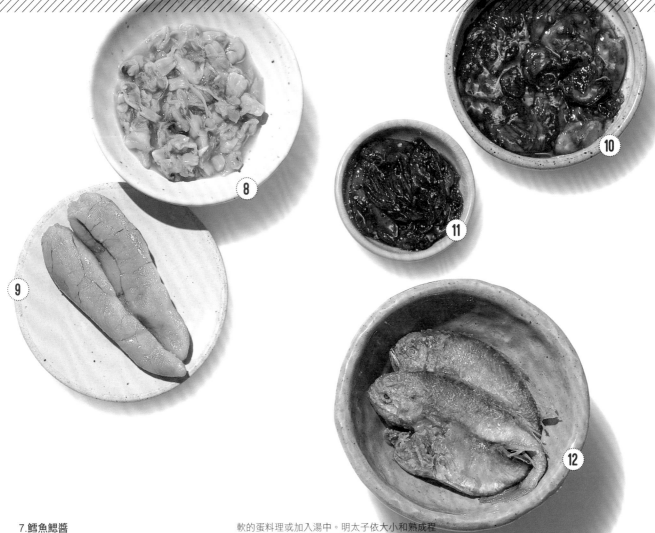

7.鱈魚鰓醬

製作方式乃是將鱈魚的鰓和卵用鹽醃漬熟成，為慶尚道的鄉土食物。從可以開始捕撈鱈魚的十二月底到二月底之間，利用鱈魚的鰓和胃所製成。

8.海瓜子醬

將海瓜子的貝肉取出，加鹽醃漬熟成二到三個月左右所製成。不過，從產卵期的七月初到八月中旬為止，由於有食物中毒的疑慮，通常不會食用此時期的海瓜子。

9.明太子

將明太魚的卵加鹽醃漬而成，顏色不會太紅，並呈粉紅色的話，就會帶有甜味。非常適合搭配柔軟的蛋料理或加入湯中。明太子依大小和熟成程度決定其品質，在十到十五公分的卵囊中，具有充分熟成魚卵的明太子，便稱作熟卵，乃是最高等級。

10.辣牡蠣醬

從「石頭花」中採收的生牡蠣，所做成的辣牡蠣醬，其中以忠清南道西山的牡蠣製成的品質最好。西山的牡蠣採收自潮灘，由於潮水的落差，使得生長速度慢，不過肉質扎實且富有鮮味。牡蠣本身帶有許多纖毛，能充分吸附醬料。將牡蠣洗淨加入海鹽調味，放入甕中並封口，發酵入味半個月左右。在入味的牡蠣中，加入細辣椒粉，再攪拌均勻所製成。

11.短爪章魚醬

將短爪章魚用鹽醃漬，靜置陰涼處一至二個月，使其變成紅色。可分成去除墨囊再醃漬，以及整隻醃漬兩種方法。醃漬辣蘿蔔或泡菜時，也會加入。如果放置太久，味道會變質，建議每次製作一季的分量即可。

12.黃石魚醬

以外形類似小黃花魚的黃石魚醃漬而成。魚身柔軟且呈黃色、帶有香濃味道者，就表示已充分醃漬入味。將魚肉搗碎，並放入水中加熱，就能用來醃漬泡菜。

海鮮加工調味料

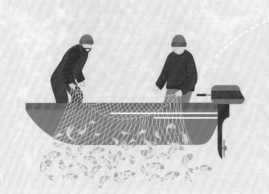

鰹魚、蝦子、鯷魚、昆布等
捕撈海鮮

往陸地移動

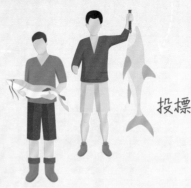

投標

冷凍保存

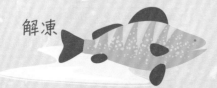

解凍

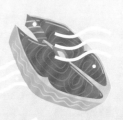

乾燥·燻製

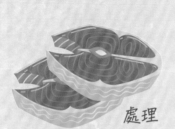

處理

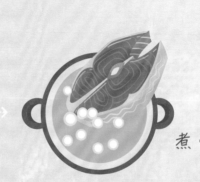

煮·蒸

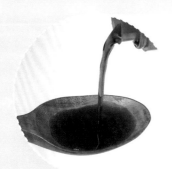

液體調味料 濃縮、過濾

液體調味料是將原料濃縮、萃取而成。可利用鰻魚、昆布等各種海鮮製作，其中有不少是使用鰹魚的產品。粉狀調味料多半只能用於湯料理，而液體調味料無須另外溶解，除了湯料理，涼拌、燉煮等各式料理都能活用。在濃縮過程中，會將海鮮加上蘿蔔、香菇等各種食材，使得鮮味變豐富，更能溫和地搭配料理。不過，利用鰹魚製成的液體調味料，由於有濃郁的燻製香氣和獨特味道，可能會蓋過其他食材的味道。此外，液體調味料本身顏色很深，也可能加深食材的顏色。

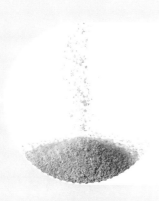

顆粒型調味料 粉碎、混合、顆粒化

顆粒型調味料是將調配好的天然食材粉碎後，再壓縮成顆粒狀，是將粉末不易溶於水的缺點加以改善，所製成的產品。相對來說，較易溶於水中，不需花工夫熬煮高湯，馬上就能料理，可有效節省時間。主要會使用扇貝、鰹魚、鰻魚、昆布、螃蟹等來製作，能品嘗到比原料多二到七倍的鮮味，只要加入少量就有足夠的效果。缺點是長時間加熱、加工，使得顏色變淡且營養成分也被破壞。

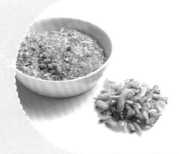

天然調味料 粉碎

主要使用昆布、鰻魚、蝦子、淡菜、乾明太等做成的天然食品，不止對身體有益，也很適合搭配其他材料。由於是粉末狀，會比以完整的原材料熬煮，更快煮出味道和香氣。不過，如果沒有充分粉碎、留有顆粒的話，湯水就會混濁，味道也會變澀。優點是能攝取到材料原有的味道，以及各種營養成分。此外，由於容易親自動手製作，一般家庭的接受度也較高。

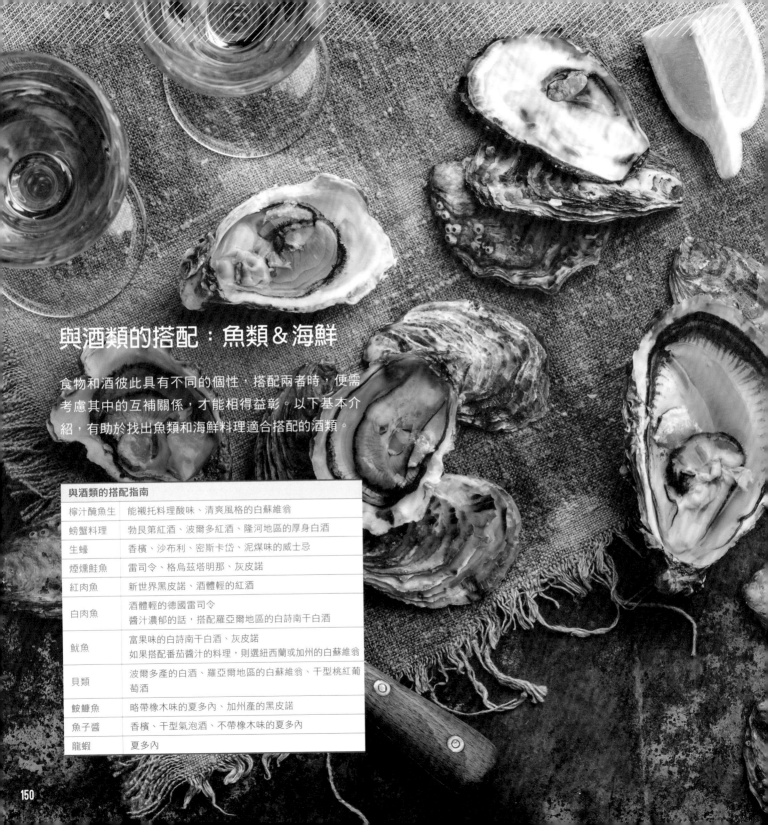

與酒類的搭配：魚類＆海鮮

食物和酒彼此具有不同的個性，搭配兩者時，便需
考慮其中的互補關係，才能相得益彰。以下基本介
紹，有助於找出魚類和海鮮料理適合搭配的酒類。

與酒類的搭配指南	
檸汁醃魚生	能襯托料理酸味、清爽風格的白蘇維翁
螃蟹料理	勃艮第紅酒、波爾多紅酒、隆河地區的厚身白酒
生蠔	香檳、沙布利、密斯卡岱、泥煤味的威士忌
煙燻鮭魚	雷司令、格烏茲塔明那、灰皮諾
紅肉魚	新世界黑皮諾、酒體輕的紅酒
白肉魚	酒體輕的德國雷司令 醬汁濃郁的話，搭配羅亞爾地區的白詩南干白酒
魷魚	富果味的白詩南干白酒、灰皮諾 如果搭配番茄醬汁的料理，則選紐西蘭或加州的白蘇維翁
貝類	波爾多產的白酒、羅亞爾地區的白蘇維翁、干型桃紅葡萄酒
鮟鱇魚	略帶橡木味的夏多內、加州產的黑皮諾
魚子醬	香檳、干型氣泡酒、不帶橡木味的夏多內
龍蝦	夏多內

日本料理 & 酒類專家
鄭海剛主廚[7] 推薦的搭配方式

白肉生魚片

推薦干型且酸度明顯、帶氣泡的酒類，例如啤酒和
氣泡酒大部分都很適合。清酒則以酒體輕且清澈的
清酒，尤其是吟釀（精米率為六○％以上，雜米較
少）就很適合。

紅肉生魚片

推薦帶有酸度的白酒，不過鮪魚較適合搭配灰皮諾
這類酒體輕的紅酒。

烤魚

用味噌和醬油等調味的烤魚，為了能盡情品嘗其美
味，適合搭配帶有酒本身的味道和香氣的純米清
酒。酒精度高的原酒搭配鮮味濃郁的燒烤料理，也
很不錯。

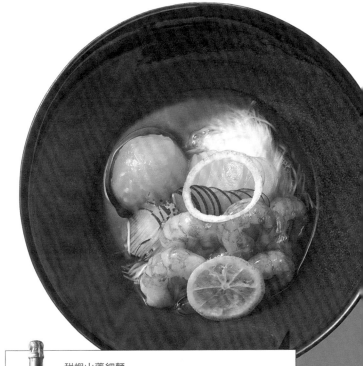

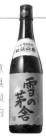

甜蝦山藥細麵
CHAMPAGNE LETE VAUTRAIN BRUT 204

山藥就像白色圖畫紙般，有著乾淨清爽的味道，
加入甜蝦或海膽都非常適合。推薦的酒是
「CHAMPAGNE LETE VAUTRAIN BRUT」，它
的爽口氣泡有助平衡甜蝦的軟黏口感，香檳帶有
隱約的杏桃香、核桃香、辛香等多樣複合風味，
適合搭配簡單的海鮮料理。

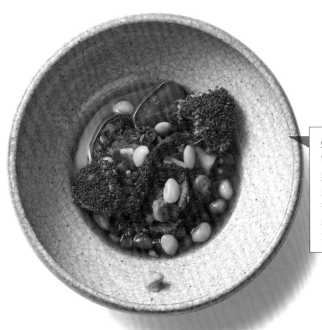

燉煮章魚
雪の茅舍 秘伝山廃 純米吟醸

將帶有濃厚鮮味的章魚，先用醬油調味、再燉煮
至軟嫩。這道料理非常適合與吟醸搭配，吟醸具
有柔和酸味、縈繞口中的深沉風味、華麗香氣與
細緻味道等特徵。料理味道較重時，建議搭配的
酒最好也要有明顯的特色。

[7] 擔任「母國情緒」餐廳主廚。

世界最佳的十家
海鮮餐廳

以下介紹能品嘗到主廚們別具創意的海鮮料理，全世界最有特色的十家海鮮餐廳。

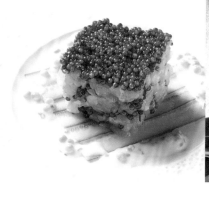

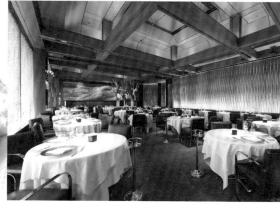

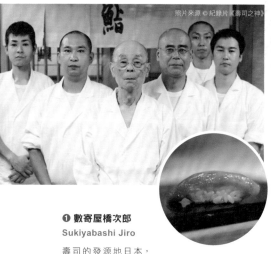

照片來源 © 紀錄片《壽司之神》

❶ 數寄屋橋次郎
Sukiyabashi Jiro

壽司的發源地日本，有著無數的壽司專門店，而「數寄屋橋次郎」在各層面都有獨到之處。自二〇〇八年後，每年皆獲得米其林三星的殊榮。享用壽司套餐平均花費時間為三十分鐘，對照用餐時間，可說是世界上數一數二的昂貴餐廳。該店有著一位壽司匠人小野二郎，已邁入九十歲的他，仍會親自捏製壽司，因為這股熱情，甚至被拍成紀錄片。在現有的主廚中，堪稱最能重現傳統江戶前壽司的精神，而受到肯定。務必要品嘗在碩大的日本對蝦上，放上醋飯的日本對蝦壽司，不過得先在全世界的美食家預約戰爭中存活下來才行。

📍 B1, Tsukamoto Sogyo Building, 2-15, Ginza 4-chome, Chuo-ku, Tokyo, Japan
📞 +81-3-3535-3600 🕐 Mon~Fri 17:00~20:30

❷ Le Bernadin

位於紐約的高級精緻餐廳，能品嘗到從法國發跡的主廚 Eric Ripert 的創意海鮮料理。以梅爾檸檬醋調味的干貝搭配海膽為該店招牌菜，包括招牌菜在內，大部分的料理都不會加熱，而是直接使用新鮮的海鮮。強調食材原本的口感與香氣，以這種烹調方式製作的料理，吸引了紐約美食雜誌《SCENE》的注意，自二〇〇六年《紐約米其林指南》出版後，持續保有三星的成績。由於氣氛非常正式，造訪前務必確認其穿著要求。

📍 155 West 51st St, New York, USA
📞 +1-212-554-1515
🕐 Lunch Mon~Fri 12:00~14:30
　　Dinner Mon~Thu 17:15~22:30, Fri~Sat 17:15~23:00

❸ Lofoten Fiskrestaurant

料理完成度、舒適氣氛和貼心服務，如果這三項是檢視一家餐廳的標準，在挪威有家餐廳便完全符合。既能觀賞挪威羅弗敦群島的美麗景致，又能享用當地最高品質的海鮮料理，那就是「Lofoten Fiskrestaurant」。特別推薦能一次享用到挪威海味的海鮮盤，盤上盛滿了蝦子、龍蝦和淡菜，十分豐富。

📍 Stranden 75(Aker Brygge), Oslo 0250, Norway
📞 +47-22-83-08-08
🕐 Mon~Sat 11:00~23:00, Sun 12:00~22:00

❹ La Table d'Akihiro

這是一家只有八張雙人餐桌的小餐廳，不過主廚的料理實力可是不容小覷。「La Table d'Akihiro」的特色，是其套餐皆由海鮮組成，餐廳內只有主廚和服務生兩人，不過所有的料理和服務，都在平靜的氣氛下，自然地流動著。

📍 49 rue Vaneau, Paris 75007, France
📞 +33-1-45-44-43-48
🕐 Lunch Tue~Fri 12:00~13:00
　　Dinner Tue~Fri 20:00~21:00

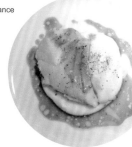

❺ 鮨よしたけ
Sushi Yoshitake

在名副其實的海鮮及壽司的都市——東京，光是得到米其林三星的壽司屋就有三家，「鮨よしたけ」與「數寄屋橋次郎」一樣，都是不能錯過的好餐廳。一般來說，在頂級的壽司屋中，偏好以主廚當天挑選的食材來製作特選套餐，不過這裡的特色是套餐始終如一，卻不會令人厭煩。像是搭配內臟醬汁品嘗的酒蒸鮑魚等，充滿各式創意料理。

📍 3F Suzuryu Building, 8-7-19 Ginza, Chuo-ku, Tokyo, Japan
📞 +81-3-6253-7331
🕐 Mon~Sun 18:00~ 21:00

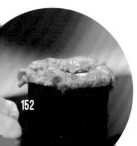

❻ Marea

想在美食的激戰之地紐約，找尋美味的義大利麵並非難事，不過，如果想品嘗加了海鮮的義大利麵，一定要到「Marea」。該店是由擁有「Ai Fiori」、「Osteria Morini」等各式義大利餐廳的餐飲集團 Altamarea Group 所經營。這三家餐廳從開發菜單到管理，皆由總主廚 Michael White 負責。Marea 的料理又以章魚特別受到歡迎，像是加了章魚和牛軟骨的螺旋麵、開胃菜中的烤章魚（Polipo），都是每桌必點的料理。

- 240 Central Park S, New York, USA
- +1-212-582-5100
- Mon~Sat 12:00~22:30, Sun 11:30~22:30

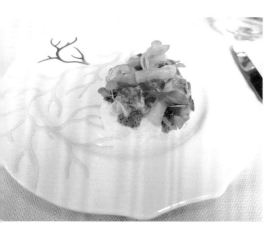

❼ Bridges

這裡能品嘗到荷蘭星級主廚 Ron Blaauw 的美味料理。他大膽地放下米其林星星的榮耀，並曾經營一家以胃為概念的休閒酒吧；Bridges 的所有料理都充滿不可預測的活力，像招牌菜 Lacquered Skate Wing，就是利用荷蘭的海鮮呈現出法式的韻味。套餐由四至六道菜構成，還有別具個性的紅酒餐酒單，能享受酒與料理的完美搭配。

- Oudezijds Voorburgwal 197, 1012 EX Amsterdam, Netherland
- +31-20-555-3560
- Tue~Thu 12:00~22:30, Sat~Sun 13:00~22:30

❽ L'Air du Temps

一九九七年由韓裔主廚 Sang-hoon Degeimbre 所開設，在歐洲料理中融入韓式色彩，如同其「分子料理大師」的稱號，他擅長利用意料之外的食材，組合出獨具創意的料理。二○一四年主廚所開發的 Sweetbread and Langoustine，乃是小牛胸腺搭配炸海螯蝦，至今仍為招牌料理，充分提供味覺上的樂趣。充滿各種引人矚目的要素，像是和無酒精飲料的搭配或是擺盤創意等。

- Chaussee de Louvain 181, Noville-Sur-Mehaigne B-5310, Belgium
- 32-81-81-30-48
- Lunch Tue~Fri 12:00~ Dinner Tue~Sat 19:00~

❾ Mina

在巴塞隆納、馬德里、塞維亞、馬拉加等西班牙美食聖地中，殺出重圍獲得米其林殊榮的城市「畢爾包」，吸引了人們目光，這個擅長海鮮料理的美食聖地，也就是米其林一星餐廳「Mina」的所在地。如同這城市的藝術氛圍，該店保有各式動人的海鮮料理，鯖魚科的 Txitxarro、鹽漬後曬乾的鱈魚（Bacalao）、地中海常吃的紅鯔魚（Red Mullet）等，充滿各種異國風味的海鮮料理。另外，配以適當的紅酒，來提升海鮮的風味也很知名。主廚 Álvaro Garrido 曾向世界級的甜點師 Paco Torreblanca 學習甜點，無論料理或甜點都得到優秀的評價。

- Muelle Marzana, S/N, Bilbao 48003, Bizkaia, Spain
- +34-944-79-59-38
- Lunch Wed~Sun 14:00~15:30
  Dinner Wed~Sat 21:00~22:30

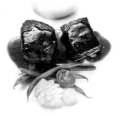

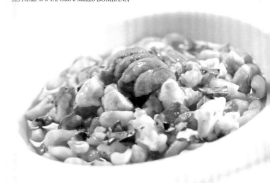

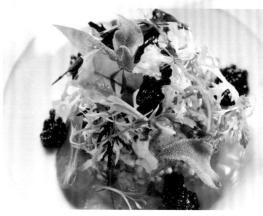

❿ 8 1/2 Otto e Mezzo BOMBANA

「除了義大利之外，最能表現義式料理的餐廳」，這是《米其林指南》贈與它的極致讚賞，也是香港唯一獲得米其林肯定的義大利餐廳，地點正位於香港市中心。最有名的是依照不同季節，分別使用白松露和黑松露做成的松露義大利麵；香港擁有豐富的海鮮，該店的海鮮料理也不容錯過。主廚的招牌菜，是僅以橄欖油等稍微調味的帝王蟹、貝柱、熟成的鯛魚生魚片等，呈現出海鮮的新鮮原味。

- Shop 202, Landmark Alexandra, 18 Chater Road, Central, Hong Kong
- +852-2537-8859
- Lunch Mon~Sat 12:00~14:30
  Dinner Mon~sat 18:00~22:00

生活樹系列 051

餐桌上的77個料理常識（下）海鮮料理篇

詳解海鮮種類、特徵、挑選和處理方式，學會鹽漬、煙燻和各國料理法

생선상식 77

作　　　者	《la main》雜誌編輯部
譯　　　者	黃薇之
總 編 輯	何玉美
責任編輯	曾曉玲
校　　　對	呂美雲
封面設計	萬亞雰
內文排版	菩薩蠻電腦科技有限公司

出版發行	采實出版集團
行銷企劃	黃文慧・陳詩婷・陳苑如
業務發行	林詩富・張世明・何學文・吳淑華・林坤蓉
會計行政	王雅蕙・李韶婉
法律顧問	第一國際法律事務所　余淑杏律師
電子信箱	acme@acmebook.com.tw
采實官網	http://www.acmebook.com.tw/
采實 F B	http://www.facebook.com/acmebook

I S B N	978-986-95018-0-4
定　　　價	380元
初版一刷	2017年8月
劃撥帳號	50148859
劃撥戶名	采實文化事業有限公司
	10479台北市中山區建國北路二段92號9樓
	電話：(02)2518-5198
	傳真：(02)2518-2098

國家圖書館出版品預行編目資料

餐桌上的77個料理常識（下）海鮮料理篇 / la main雜誌
編輯部作；黃薇之.譯.
--初版.-- 臺北市：采實文化,2017.08
面；　公分. --
ISBN 978-986-95018-0-4(平裝)

1.海鮮食譜 2.烹飪

427.25　　　　　　　　　　　　　　106009876

생선상식 77
Copyright ©2016 by la main (Ray Associate)
All rights reserved.
Original Korean edition published by la main
Chinese(complex) Translation rights arranged with la main
Chinese(complex) Translation Copyright ©2017 by ACME Publishing Co., Ltd.
Through M.J. Agency, in Taipei.

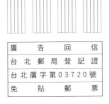
采實文化 ACME PUBLISHING　**采實文化事業有限公司**

104台北市中山區建國北路二段92號9樓

采實文化讀者服務部　收

讀者服務專線：02-2518-5198

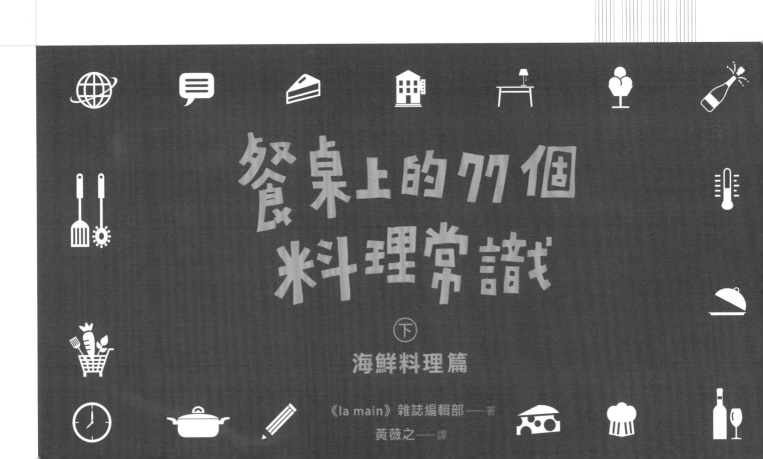

餐桌上的77個
料理常識

（下）

海鮮料理 篇

《la main》雜誌編輯部——著

黃薇之——譯

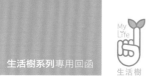
餐桌上的77個料理常識（下）海鮮料理篇

詳解海鮮種類、特徵、挑選和處理方式，學會鹽漬、煙燻和各國料理法

讀者資料（本資料只供出版社內部建檔及寄送必要書訊使用）：

1. 姓名：

2. 性別：□男　□女

3. 出生年月日：民國　　　年　　　月　　　日（年齡：　　　歲）

4. 教育程度：□大學以上　□大學　□專科　□高中（職）　□國中　□國小以下（含國小）

5. 聯絡地址：

6. 聯絡電話：

7. 電子郵件信箱：

8. 是否願意收到出版物相關資料：□願意　□不願意

購書資訊：

1. 您在哪裡購買本書？□金石堂（含金石堂網路書店）　□誠品　□何嘉仁　□博客來
　　□墊腳石　□其他：＿＿＿＿＿＿＿＿＿＿＿＿＿＿＿＿＿（請寫書店名稱）

2. 購買本書日期是？＿＿＿＿＿年＿＿＿＿＿月＿＿＿＿＿日

3. 您從哪裡得到這本書的相關訊息？□報紙廣告　□雜誌　□電視　□廣播　□親朋好友告知
　　□逛書店看到　□別人送的　□網路上看到

4. 什麼原因讓你購買本書？□喜歡咖啡　□網路推薦　□被書名吸引才買的　□封面吸引人
　　□內容好，想買回去參考　□其他：＿＿＿＿＿＿＿＿＿＿＿＿＿＿＿（請寫原因）

5. 看過書以後，您覺得本書的內容：□很好　□普通　□差強人意　□應再加強　□不夠充實
　　□很差　□令人失望

6. 對這本書的整體包裝設計，您覺得：□都很好　□封面吸引人，但內頁編排有待加強
　　□封面不夠吸引人，內頁編排很棒　□封面和內頁編排都有待加強　□封面和內頁編排都很差

寫下您對本書及出版社的建議：

1. 您最喜歡本書的特點：□圖片精美　□實用簡單　□封面設計　□內容充實

2. 關於料理的訊息，您還想知道的有哪些？
　　＿＿＿＿＿＿＿＿＿＿＿＿＿＿＿＿＿＿＿＿＿＿＿＿＿＿＿＿＿＿＿＿＿＿＿＿＿
　　＿＿＿＿＿＿＿＿＿＿＿＿＿＿＿＿＿＿＿＿＿＿＿＿＿＿＿＿＿＿＿＿＿＿＿＿＿

3. 您對書中所傳達的步驟示範，有沒有不清楚的地方？
　　＿＿＿＿＿＿＿＿＿＿＿＿＿＿＿＿＿＿＿＿＿＿＿＿＿＿＿＿＿＿＿＿＿＿＿＿＿
　　＿＿＿＿＿＿＿＿＿＿＿＿＿＿＿＿＿＿＿＿＿＿＿＿＿＿＿＿＿＿＿＿＿＿＿＿＿

4. 未來，您還希望我們出版哪一方面的書籍？
　　＿＿＿＿＿＿＿＿＿＿＿＿＿＿＿＿＿＿＿＿＿＿＿＿＿＿＿＿＿＿＿＿＿＿＿＿＿
　　＿＿＿＿＿＿＿＿＿＿＿＿＿＿＿＿＿＿＿＿＿＿＿＿＿＿＿＿＿＿＿＿＿＿＿＿＿